腹股沟疝腔镜技术培训教材

Textbook of Surgery for
Laparoscopic Inguinal Hernia Repair

（学生用书）

陈 双 编著

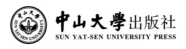

·广州·

版权所有　翻印必究

图书在版编目（CIP）数据

腹股沟疝腔镜技术培训教材：学生用书/陈双编著. —广州：中山大学出版社，2018.5
ISBN 978-7-306-06316-8

Ⅰ.①腹… Ⅱ.①陈… Ⅲ.①内窥镜—应用—腹股沟疝—外科手术—技术培训—教材 Ⅳ.①R656.2

中国版本图书馆 CIP 数据核字（2018）第 053191 号

Fugugou Shan Qiangjing Jishu Peixun Jiaocai

出 版 人：徐　劲
策划编辑：钟永源
责任编辑：刘吕乐　钟永源
封面设计：曾　斌
责任校对：杨文泉
责任技编：黄少伟　何雅涛
出版发行：中山大学出版社
电　　话：编辑部 020-84111996，84113349，84111997，84110779
　　　　　发行部 020-84111998，84111981，84111160
地　　址：广州市新港西路 135 号
邮　　编：510275　传　　真：020-84036565
网　　址：http://www.zsup.com.cn　E-mail：zdcbs@mail.sysu.edu.cn
印 刷 者：广州家联印刷有限公司
规　　格：889mm×1194mm　1/16　15.75 印张　318 千字
版次印次：2018 年 5 月第 1 版　2018 年 5 月第 1 次印刷
定　　价：128.00 元

如发现本书因印装质量影响阅读，请与出版社发行部联系调换

本教材出版得到"广州市科技项目（201704020059）"和

"浙江省台州市医学重点学科—支柱（培育）学科（2016.136）"

的资助

编著

陈　双　　　　　　　　　　中山大学附属第六医院

编著者

江志鹏　　　　　　　　　　中山大学附属第六医院
李英儒　　　　　　　　　　中山大学附属第六医院
周太成　　　　　　　　　　中山大学附属第六医院
王　辉　　　　　　　　　　中山大学附属第六医院
朱雄文　　　　　　　　　　浙江省台州市立医院
马　宁　　　　　　　　　　中山大学附属第六医院
侯泽辉　　　　　　　　　　中山大学附属第六医院
甘文昌　　　　　　　　　　中山大学附属第六医院
马学强　　　　　　　　　　浙江省台州市立医院

学术秘书

马　宁
侯泽辉

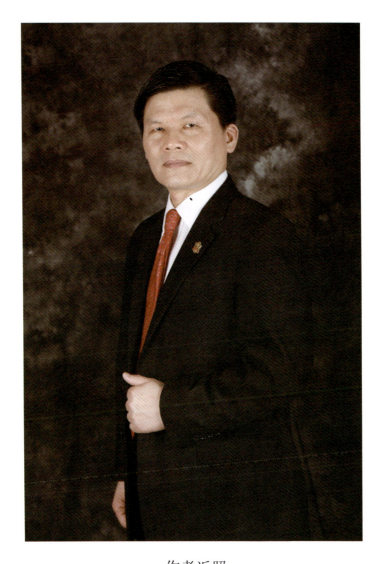

作者近照

陈双 教授 主任医师 博士生导师

中山大学附属第六医院

Prof. CHEN Shuang, M. D. & Ph. D.

Director of Department of Surgery & Hernia Center

The 6th Affiliated Hospital, Sun Yat-Sen University

序

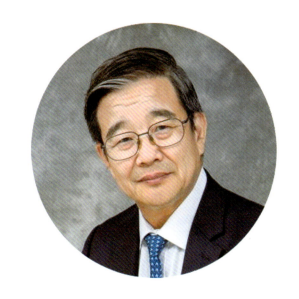

与陈双教授相识已有20年，之前他是中山大学附属孙逸仙医院的胃肠外科主任。作为学科发展带头人中山大学附属第六医院引进亦已3年。他工作认真、勤奋，带领着他的团队在中山大学附属第六医院打开了新的局面和天地，特别是专科发展建设方面，他主持的国家级医师继续教育项目"腹腔镜疝外科技术培训班"更具特色，学员来自北京、上海等全国各地区，且常年"爆满"，手术示范，网络直播，专科发展，红红火火。

记得十多年前，我曾为他主编的《腹股沟疝外科学》写过序言，在疝外科领域，陈双教授可谓十年磨一剑，深耕细作，颇有建树。欣闻他新书《腹股沟疝腔镜技术培训教材》也编写完成，付梓之前，有幸拜读。该书就腹腔镜疝手术的操作阐述既新颖又实用，特别是对腔镜下的操作细节"七步法"，纲举目张，非常值得借鉴。我热忱地向广大外科界的同道们推荐此书，并以此为序。祝愿外科专科化专业化的发展上越来越好。

2018年1月18日

前　言

外科医生的职业性质决定了他这一生，就是要用双手的技能来治愈疾病，或帮助减轻病患的痛苦。当然，双手的技能要通过大脑的思考与判断。作为外科医生之前和之后，都要不断地学习和实践，能否用一万个小时的时间掌握过人的技术，成为优秀，这绝对不只是时间的问题。

我从医30多年，还未遇到过天才的外科医生，未遇到那种生下来骨子里就带有做手术的"DNA"；大学一毕业就会做各种手术，就能无师自通地成为一名优秀的外科医生的人。外科医生的成长一定是有老师的指引，有环境，有条件，有机会才能成长为真正的外科医生。

科学与技术的进步常常是我们都始料不及的，大学或研究生所学的专业知识与技能在毕业后的一两年可能已经落伍了。腹腔镜的疝外科手术就是一个例子，其实，腔镜下的疝外科就是要你换个角度去看腹股沟，在理念上与"无张力修补"也相差甚远，实际上腔镜下也不是做任何"修补"动作。

多年以来，为了普及和规范腔镜疝外科技术，我们承担和举办了许多期国家级的医生继续教育项目"腔镜疝外科技术学习班"。通过办班我们发现，许多同行对腔镜下的操作还不够规范，对操作技能方面还存有误解，普遍认为要提高手术水平就是要做大量的手术，花大量的时间就能学到。其实不然，能否学到、学好，更重要的是要有科学的方法。科学的方法不仅仅是像"七步法"一样的教案，还需要一个环境，需要好的导师，需要有目标，需要有反馈练习，需要刻意训练。有的同道认为自己已人到中年，再提高自己的操作练习是否为时已晚？其实，无论你是年轻还是人到中年，无论你是否有"天赋"，只要掌握正确的方法，梦想总是能通过自我的努力而实现。所以，本教材正是从方法学入手，以"换个角度"来分析操作技能的实质。由于时间有限，在本教材中可能存在这样或那样的缺点与错误，希望本专业同道们和广大的读者提出批评指正。

最后，想要说的是：如果你相信那些广告上写的"21天成为腔镜高手"或者"3天教会弹钢琴"，那么，这本教材不适合你。

如果你不满足于自己目前的腔镜技术只是"一般好"，一直追求要"非常好"，那么，这本教材就是为你而写的。欢迎你来到广州，欢迎走进我们的课堂！

陈　双

2018年1月于广州

目　　录

第一章　腹腔镜发展简史 ················· 1

摘要：一个世纪以来，外科学中最具颠覆性的技术可以说是腹腔镜技术。说它最具颠覆性，是指这一技术已经改变和正在改变着今天外科的手术方式以及所带来的疗效。疝手术一直都作为整个外科发展的缩影，自然也逃脱不了这次颠覆性改变的冲击，目前就世界范围内而言，腹腔镜疝修补已经成为外科治疗的标准术式之一。本章所讨论的腹腔镜发展简史，并非要简单地罗列一堆伟大人物和先驱们的名字、时间及地点等，而是要求学员们一窥这一技术的发展脉络，知其然，还要知其所以然，中国的古语说得好：以史为鉴知兴替。

第二章　熟知腹腔镜的设备与手术器械 ················· 17

摘要：从历史的角度来看，每一种外科术式都会打上时代的烙印。这是因为手术器械设备都是那个年代标签，也反映着那个时代的科技水平和理念，腔镜疝外科的发展更是如此。在这一章里，就让我们熟悉腔镜疝外科的常用设备与手术器械，并了解其工作原理。

第三章　腹腔镜疝手术与开放疝手术的差异 ················· 43

摘要：腹腔镜的问世不但改变了手术的方式，也改变了外科医生的思路和理念，疝外科中腹腔镜的应用改变了手术路径、观察方向，以及用加强肌耻骨孔的理念重新诠释了疝修补的方法。

第四章　腹腔镜视野下腹股沟疝的解剖 ················· 55

摘要：开展腔镜下的疝修补手术，首先需要掌握腔镜下腹股沟区域解剖。这是腔镜手术的必要前提。本章讲述的解剖属于开展腔镜术者必备的基础知识

(knowledge)，对于知识，它不同于技能（skill），两者的体验有着完全不同的差异，例如，地理属知识范畴，游泳则是技能，而记忆可存在得很久，所以，对于解剖知识要反复地学习，通过理解来加深印象。

第五章　模拟器上的训练 …………………………………………… 75

摘要："只能意会，无法言谈"，或许这是一种境界，或许只是一种体验。

对技能（skill）的体验有时就是处于这种状态。为了减少学习的成本，增加对技能的体验，许多刻意的训练项目都使用了模拟器，如航空、航天、航海，当然也包括医学的腹腔镜。腹腔镜模拟器有多种多样，最简单的是一个盒子加上一个摄像头，也有较复杂的，以编程软件虚拟场景的，但目的都是为增加学习者的体验，腹腔镜的技能大多是通过体验才能领悟的。本章描述了如何在模拟器上进行一些腔镜基本操作技能的训练。

第六章　如何扶好腔镜 …………………………………………… 109

摘要：由于腔镜操作缺乏开放操作的触觉，因此视觉尤为重要。腔镜下操作要达到或超过开放操作水平，除了主刀自身以及第一助手的牵拉暴露外，扶镜手对腔镜的控制也是一个重要因素。本章将着重介绍30°镜的视野特点以及如何扶好腔镜的方法。

第七章　腔镜下的电刀使用与缝合技能训练 …………………… 123

摘要：电刀是腔镜外科疝修补的重器。怎样才能用好，为什么说电刀不是刀，这都需要外科医生熟知电刀的性能、使用技巧。

腔镜下的缝合属操作技能范畴，是腔镜腹股沟疝修补手术 TAPP 的必修课，腔镜下缝合的好坏直接影响着手术质量。所以，本章作为专门的技能来强调。技能不同于知识，技能用文字表达和描述都有一定的难度，所以，本章将缝合的操作和步骤拆分为若干部分，要求学员们首先弄明白论述的内容和原理，然后，还要在模拟器和临床上不断地实践，通过体验反复的学习，最终熟练掌握这一缝合技能。

第八章　TAPP 操作的"七步法" …………………………… 145

摘要：TAPP 是英文 transabdominal preperitoneal hernioplasty 的缩写，即经腹腹膜前腹股沟疝成形术。TAPP 术式是开展腔镜疝手术的基础，学员们通过 TAPP 可熟知腹前下壁后方诸层的解剖结构，也可为 TEP（totally extraperitoneal hernioplasty）打下基础，甚至成为其后盾，即 TEP 不成功还可改为 TAPP。TAPP 还是治疗各种复发疝、复杂疝的利器。因此，本章要求学员们学习掌握 TAPP 操作。换句话说，若腔镜手术不会做 TAPP，不能说完全掌握了腔镜疝外科技术。

采用"七步法"去讲解 TAPP 操作，是提倡规范手术、告知读者如何分解手术动作和抓住操作的关键，以及分析手术中的难点和寻找解决难点的方法。

第九章　TEP 操作的"七步法" ……………………… 171

摘要：TEP 是英文 totally extraperitoneal laparoscopic hernioplasty 的缩写，中文名称为"腔镜完全腹膜外腹股沟疝修补术"。该术式在 1993 年由 J. B. McKernan 首次报道，历经 20 多年的发展，技术上日臻成熟，已成为腔镜下腹股沟疝标准治疗术式之一。相比 TAPP，TEP 的特点是不进入腹腔，对腹腔器官的影响小、干扰少。本章以"大道至简"的原则将 TEP 操作步骤分为七步加以阐述。

第十章　儿童腹股沟疝的疝囊高位结扎 ……………………… 195

摘要：小儿的骨盆和腹壁肌肉尚未发育成熟，故其腹股沟管较短（可小于 1 cm），其内环与外环的距离也相近，所以手术治疗上，只要求在内环口处做高位结扎即可。以后随着生长发育及骨盆的增长增宽，腹股沟管的长度也会增长，一般来说当腹股沟管的长度增加至 3 cm 以上后，才具有腹股沟疝修补的基本条件，所以，一般 14 岁年龄以下的患儿腹股沟疝只需要做疝囊的高位结扎。腹腔镜手术也是遵循这一基本原则。

第十一章　如何练成高手 ……………………… 207

摘要：外科医生不是天才，不可能生下来就会做手术。如何练就过硬的功夫，成为外科医生中的高手，使手术赏心悦目，这是绝大多数外科医生的追求与梦想。

通往外科高手的阶梯会有一段路程：一万小时定律，还要有好的老师指点，有成长的环境与平台。另外，一定有刻意的训练目标与方法。

附一　中国腹股沟疝外科指南（2014 年版） ……………………… 225

附二　腹股沟疝病例书写格式 ……………………… 233

第一章 腹腔镜发展简史

Chapter 1

A brief history of the development of laparoscopy

提 要

一个世纪以来,外科学中最具颠覆性的技术可以说是腹腔镜技术。说它最具颠覆性,是指这一技术已经改变和正在改变着今天外科的手术方式以及所带来的疗效。疝手术一直都作为整个外科发展的缩影,自然也逃脱不了这次颠覆性改变的冲击,目前就世界范围内而言,腹腔镜疝修补已经成为外科治疗的标准术式之一。本章所讨论的腹腔镜发展简史,并非要简单地罗列一堆伟大人物和先驱们的名字、时间及地点等,而是要求学员们一窥这一技术的发展脉络,知其然,还要知其所以然,中国的古语说得好:以史为鉴知兴替。

学术观点

(1) 外科手术可上溯 200 多年的历史,出现最具颠覆性的技术可能就是 20 世纪 80 年代后期的腹腔镜技术了。说它最具颠覆性是因为腹腔镜技术已经改变和正在改变着传统的外科手术并带来确切的疗效。疝手术一直都作为整个外科发展的缩影,自然也不例外。

（2）以史为鉴方知兴替，学习腔镜技术是为了缩短学习曲线。

Concept

(1) Surgery is about more than 200 years old, and the most innovative technology may be the laparoscopic technique in the late 1980s, which is the most subversive because of the changes in laparoscopic technology and the fact that it is changing traditional surgical procedures and bringing about definitive results. Hernia surgery has always been the epitome of the development of the whole surgery, and naturally not out of this trend.

(2) Learn how to shorten the learning curve with the help of history.

教学目的

以史为鉴知兴替，纵观腹腔镜发展，知晓历史潮流，跟上时代步伐，把握自己所处的位置。最难得，知其然，知其所以然。

Teaching Purpose

Taking history as a mirror to know the changing law of the Times, looking at the development of laparoscopic surgery, waking up to the historical trend of change, keeping up with the tide of the times, grasping their position, The world's most rare thing is: know it, but also know why.

教学内容

一、腹腔镜的萌芽与起源

二、早期的临床实验

三、气腹针的设计与制造

四、腹腔镜成熟的条件

五、轰动美国的腹腔镜手术

六、学习的代价与启示

Content

1. The germination and origin of laparoscopy
2. Early clinical trials
3. Story of verss' needle
4. Conditions of laparoscopic maturation
5. A video romance in American laparoscopic surgery
6. The cost of learning and its revelation

思考题

Study questions

参考文献

Reference

一、腹腔镜的萌芽与起源

人就是这样一种生物，他们中总会出现一些不安于现状、头脑里会冒出一些奇特的想法、做出一些让人匪夷所思的事情，这可能就是人类进步的源泉，也是技术革命的先驱。

最早，医生只是想能看一眼病人的肚皮内的腹腔究竟是个什么模样。1901年，Dimitri Ott医生（葡萄牙人）在俄国做妇科医生，利用一个特制的带肩托及腿托的床，置病人于45°头低足高位（Trendelenberg位，即头低足高仰卧位），需要说明的是非常非常的头低足高位，是45°，一定需要特制的肩托及腿托。Ott医生切开病人阴道的后穹窿，再用牵开器拉开创口，以头顶上的额镜反光作为光源，观看腹腔内的东西。所以，Ott医生是第一位用镜子窥视盆腔及腹腔的医生。其目的只用于检查腹腔的病情，当然，他认为某些盆腔甚至腹腔内肠管手术可经此途径完成，还提出了两点有利于显露的注意事项：一是体位，逐渐增加头低足高程度，使肠管移位到横膈的位置；二是不断地加深全麻程度，以保持视野不受肠襻的干扰。他将这种技术称为"腹腔镜检查术"（ventroscopy）。

1902年，德国人Georg Kelling（图1-1）在汉堡发表了一篇题为《食管镜、胃镜及腹腔镜的使用》的论文。他描述的腹腔镜为celioscopy，但研究的对象不是病人而是狗，其方法与今天的腹腔镜有所类似。先穿刺腹腔注入已过滤的空气以形成气腹，以提供观察的空间；然后局麻，穿入一个套管，再引入一个较细的膀胱镜（1878年由Nitze所发明）来观察腹腔。因此，可以说Kelling是第一位应用内腔镜，经腹部创口进入动物腹腔内进行检查的人。这是一个全新的概念（图1-2）。

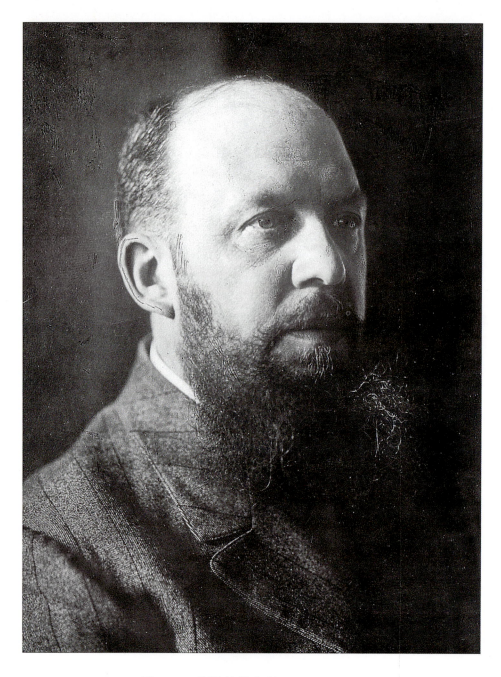

图 1-1 腹腔镜的先驱 Georg Kelling
A pioneer of laparoscopy, Georg Kelling

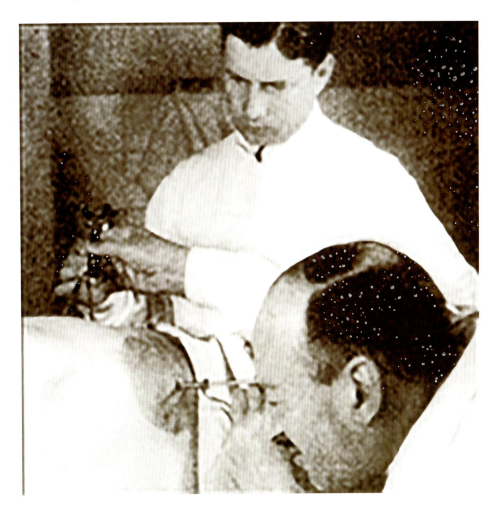

图1-2 早期的腹腔镜动物实验观察
Experimental observation of early laparoscopic animal experiment

二、较早的临床试验

有创新思想的人，从不会坐等一切条件都完备了，或成熟了才去动手，而是先干起来再说。

Hans Christian Jacobaeus（瑞典人），他在Kelling所发表的文献的启发下基本按照Kelling的方法做了腹腔镜术（1910年）。但他操作的对象是病人，不是动物，他选择了临床上腹水患者，故多先抽除腹水再形成气腹，以后还应用于胸水病人，故有"胸、腹腔镜术"之称。后期又进一步扩大用于非腹水患者，为72例患者做了115次胸、腹腔镜检，确诊了梅毒、结核、肝硬化及恶性肿瘤。虽然Kelling后来也将腹腔镜应用于临床，但后来者还是把腹腔镜的临床应用归功于 Jacobaeus。

Bernheim（美国）是著名 John Hopkins 大学的外科医生，他亦是受到 Jacobaeus 的启发后报道了 2 例动物实验及 2 例病人的腹腔镜检（1911年），其中 1 例是美国外科之父 Halsted 的病人，因有黄疸而经腹腔镜诊断为胰腺癌，没有发现转移灶，后来这例病人经剖腹证实。另一例经腹腔镜检排除了胃溃疡而确诊为慢性阑尾炎。Bernheim 的方法是应用于这一直肠镜经上腹一小切口置入，用以窥看胃大小弯、胆囊及肝脏。后来他又进一步在胃上作一小切口以检出胃溃疡。这是美国有关腹腔镜术最早的文献报道，但他缺乏的是追随者，在以后一段时期并无进展。

但在欧洲却有许多学者在 Jacobaeus 的启发下先后进行了自己的工作，都有自己的观点和方法上的改进，如 Tedesko（奥地利，1912年）、Renon（法国，1913年）、Roceavilla（意大利，1914年）、Schmidt（德国，1914年）、Johnsson（芬兰，1916年）。

美国的另一个医生 Steiner，他完全不管别人已在此领域做了贡献，而自认为是他自己发明了腹腔镜（abdominoscopy）。1924 年他撰文描述"腹腔镜是一种新方法，我们用来检查腹内脏器……至今为止还没有在病人或尸体上用过……既无危险也不困难且不需任何特殊技术"。他采用的是一个膀胱镜、穿刺锥及氧气形成气腹。报道中详述了一些细节如胃内充气以看到较大范围胃表面；变动体位以看清胆囊等都提示他确已做了腹腔镜，他的病人均无并发症，但他未提及病人的具体数目。所以，Steiner 可以说是一位自信而且有趣的人物，如他确未注意到文献报道，也只能归咎于信息不灵，而他仍是一位天才外科医生和发明家。

往后，瑞士 Zollikofer（1924 年）应用腹腔镜研究肝病，他采用 CO_2 作为气腹，因 CO_2 容易被吸收。然后，1929 年，德国 Kalk（肝病学家），是德国腹腔镜学校的奠基者亦是腹腔镜肝胆病诊断的创始者。他报道了 100 例应用他设计的 135°腹腔镜及气腹针，这种 135°腹腔镜沿用至今。他还开创了双穿刺技术为治疗性腹腔镜打下基础。至 1951 年，已用此法进行了 2 000 例手术而无一例死亡。

三、气腹针的设计与制造

可能很少人知道当初气腹针的原本设计不是为了制造气腹,世界上很多的成功范例都是"有心栽花花不开,无心插柳柳成荫"。

今天,我们用于腹腔镜制造气腹的那根针叫 Veress 针(图 1-3),是的,这根针是以匈牙利医师 Janos Veress 命名的工具,但它的产生过程还有一段有趣的故事。

从名字上来看,你肯定不知道这根针的设计与发明,可能是两个人或与更多的人有关,我们可能永远只知道其中之一,他便是匈牙利医师 Veress。

这根气腹针最早在 1932 年被设计制造出来,它原本不是为制造气腹用的,而是为了制造气胸用,当时是为了治疗肺结核。在 20 世纪初,结核病也是一种流行病,且无药可医。后来人们发现气胸或气腹,或反复的气胸对结核病可有一定的疗效,因此,气胸也成为治疗肺结核的方法。为了更安全地制造气胸,Veress 医生与他的结核病病人进行了沟通,说明了在制造气胸过程存在的风险,针可能刺伤肺组织,可能出现血胸,可能产生张力性气胸,这些风险要医生与病人共同承担。有些病人是金属制品的制造师,或在此方面有自己的优势,或医生与病人联合发明的,或许参与设计和制造的病人真正理解他需要一个什么样的针,所以才制造出这种巧妙的内部带有弹簧的气腹针。1938 年,Veress 医生将他使用的这种带有保护装置的气胸针用德文写了论文并发表,让后来的人知道并有机会将其应

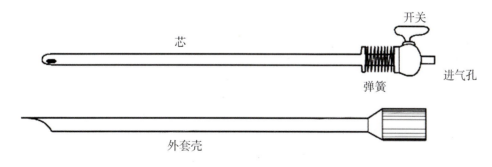

图 1-3 气腹针
Veress needle

用到了临床。20 世纪 40—50 年代，抗痨药的出现使得人们渐渐地将制造气胸治疗肺结核的方法给遗忘、废弃了。40 年代以后，Raoul Palmer 在腹腔镜手术中引入了 Veress 针以建立气腹。这种内部带有弹簧的针，同样对腹腔脏器有保护作用。

今天我们腹腔镜中所用的制造气腹的 Veress 针长为 12～15 cm，外部直径为 2 mm。外套管有一个斜角针点切割通过腹壁组织。内针位于外套管内，其底部带有弹簧保护装置。这内针有一个回弹的提示，以保护内脏组织免于被尖锐的外套前端戳伤。穿刺腹壁时针芯遇到阻力缩回针鞘内，一旦锐利的针鞘头进入腹腔内，阻力消失，针芯因尾端弹簧的作用而凸入腹腔，防止针鞘锐利部分损伤内脏。

四、腹腔镜成熟的条件

腹腔镜若想作为一个独门技术应用于临床，必须完备光学、电子机械等各项系统的相互协调，今天看来这些系统应包括光学镜头、摄像系统、光纤、冷光源、气腹机、手术器械等（图 1-4）。但当时好像并没有人或什么机构、组织或国家这么高瞻远瞩，更没有人看到了腹腔镜存在着巨大的市场，拿出资金进行系统的开发。从 20 世纪 50 年代至 80 年代之间的 30 年间，腹腔镜还是依靠社会整体的科技进步、相关产业的发展而相互带动、相互借鉴的，最终水到渠成。

在腹腔镜技术应用临床方面，值

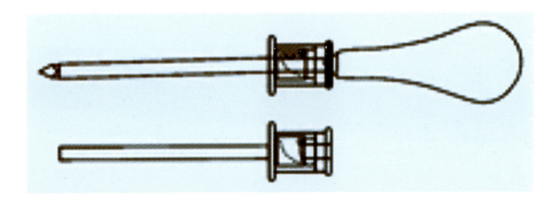

图 1-4　早期的穿刺器
An early trocar

得称赞的是妇科医师，是他们一次次的跨界，为早期腹腔镜和外科的腹腔镜技术的发展做出了贡献。

20世纪50年代末，Frangenheim用玻璃纤维作为腹腔镜的光传导体，即光纤，使光损失更少，腹腔镜光照度更大，图像更清亮，为腹腔镜带来了光明。

1964年，德国的妇科医师Kurt Semm发明了自动气腹机，为腹腔镜操作的空间奠定了坚实的基础。

20世纪80年代，微型摄像机出现并融入了医学器械，摄像机和腹腔镜的结合给内镜外科插上新的翅膀，使腹腔镜技术发生了革命性的变化，出现了质的飞跃。

摄像机把腹腔镜的图像传送到监视器上，图像和视野扩大化、屏幕化，图像比用取景窗的小框里更加清晰，更重要的是，手术不再是术者一人可看到腹腔内的手术，而是助手和洗手护士等均可同时观看，助手参与护士参与配合共同完成腹腔镜操作，从此，腹腔镜的操作可以完成较为复杂的动作，这为腹腔镜外科的发展奠定了非常重要的一步。

1972年，美国妇科腹腔镜协会成立，完成腹腔镜输卵管结扎（绝孕术）已超过几百万例。当时洛杉矶的Cedars Sinai医学中心的近1/3的妇科手术医生使用了腹腔镜来进行诊断或治疗。

1980年9月，妇产科医师（德国）Kurt Semm教授首次成功地用腹腔镜技术进行了阑尾切除，将腹腔镜技术率先引入外科手术治疗领域。但遗憾的是，当时外科，特别是普外科的大医生们对腹腔镜技术没有广泛的应用。

1987年3月17日，妇科医师Phifippe Mouret在法国里昂为一位女病人施行腹腔镜盆腔粘连分离后，又切除了有结石的胆囊，完成了世界上首例临床腹腔镜胆囊切除术（LC），但当时并未能广泛宣传和报道，直到1996年才见到他回忆当年手术过程的文章。

他这样写道："Before that, there was nothing, after that there was laparoscopic surgery。"

应该说，这是一个新时代的来临！

五、轰动美国的腹腔镜手术

1989年,"冷战"即将结束,整个世界都在发生着巨大的变革与动荡,一夜之间,柏林墙垮塌了,以苏联为首的阵营突然解体了,分崩离析;而作为另一阵营的美国,却以西方发达国家的带头大哥,更趾高气扬,意气风发。就是在这种背景下,美国的外科医生们却被一盘手术录像带给震惊了。

那是1989年的4月,在美国肯塔基州的最大城市路易斯维尔如期举行的SAGES(Society of American Gastrointestinal Endoscopic Surgeons,美国胃肠内镜外科学会)大会上,一位法国医生Jacques Perrisat,在会上做了一席发言,同时还在会上播放了一盒录像带,录像是源自法国著名的红酒产地波尔多的一家医院所进行的laparoscopic cholecystectomy(LC)手术,即腹腔镜胆囊切除术。看完手术录像,美国医生被震撼了,感觉美国也落后了!这是"微创手术"!因为,以往数十年,几代美国外科医生的信条是"更大切口,更好外科医生!"("The larger the cut, the better the surgeon.")与会者纷纷议论。当年的情景,现在读一读10年后SASES主席Hunter在SAGES主办的杂志 *Surg Endosc* 上所写的文章(图1-5),就可感受一下当时的情景:

十年前,在路易斯维尔的会议上发生的事情,永远改变了美国胃肠道内窥镜外科医师协会(SAGES)的未来。法国医生Jacques Perrisat演示的一盒来自波尔多录像带"LC"引起了轰动,SAGES的领袖们开始窃窃私语:"我们应该参与进来吗?我们要做腹腔镜吗?"直到当年的秋季,在亚特兰大的美国外科大会(ACS)上,答案明确了:"是的,我们美国医生也要做腹腔镜!"

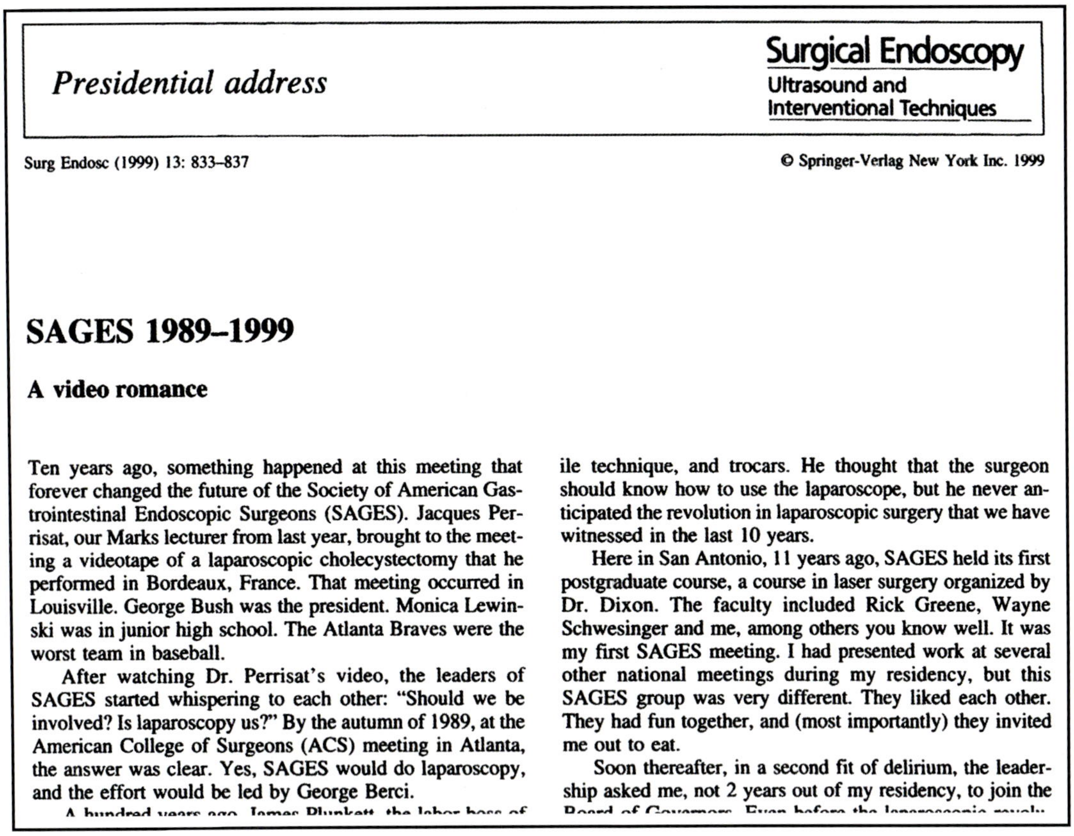

Presidential address

Surgical Endoscopy
Ultrasound and Interventional Techniques

Surg Endosc (1999) 13: 833–837

© Springer-Verlag New York Inc. 1999

SAGES 1989–1999

A video romance

Ten years ago, something happened at this meeting that forever changed the future of the Society of American Gastrointestinal Endoscopic Surgeons (SAGES). Jacques Perrisat, our Marks lecturer from last year, brought to the meeting a videotape of a laparoscopic cholecystectomy that he performed in Bordeaux, France. That meeting occurred in Louisville. George Bush was the president. Monica Lewinski was in junior high school. The Atlanta Braves were the worst team in baseball.

After watching Dr. Perrisat's video, the leaders of SAGES started whispering to each other: "Should we be involved? Is laparoscopy us?" By the autumn of 1989, at the American College of Surgeons (ACS) meeting in Atlanta, the answer was clear. Yes, SAGES would do laparoscopy, and the effort would be led by George Berci.

A hundred years ago, James Plunkett, the labor boss of ... ile technique, and trocars. He thought that the surgeon should know how to use the laparoscope, but he never anticipated the revolution in laparoscopic surgery that we have witnessed in the last 10 years.

Here in San Antonio, 11 years ago, SAGES held its first postgraduate course, a course in laser surgery organized by Dr. Dixon. The faculty included Rick Greene, Wayne Schwesinger and me, among others you know well. It was my first SAGES meeting. I had presented work at several other national meetings during my residency, but this SAGES group was very different. They liked each other. They had fun together, and (most importantly) they invited me out to eat.

Soon thereafter, in a second fit of delirium, the leadership asked me, not 2 years out of my residency, to join the Board of Governors. Even before the laparoscopic revolu-

图 1－5　关于腹腔镜的文献

Literature of laparoscopy

Ten years ago, something happened at this meeting that forever changed the future of the Society of American Gastrointestinal Endoscopic Surgeons (SAGES). Jacques Perrisat, our Marks lecturer from last year, brought to the meeting a videotape of a laparoscopic cholecystectomy that he performed in Bordeaux, France. That meeting occurred in Louisville. George Bush was the president. Monica Lewinski was in junior high school. The Atlanta Braves were the worst team in baseball.

After watching Dr. Perrisat's video, the leaders of SAGES started whispering to each other: "Should we be involved? Is laparoscopy us?" By the autumn of 1989, at the American College of Surgeons (ACS) meeting in Atlanta, the answer was clear. Yes, SAGES would do laparoscopy, and the effort would be led by George Berci.

随之而来的是全美和欧洲如德国、荷兰、英国、比利时等国家也争先恐后开展了腹腔镜技术，在全世界掀起了 LC 的热潮。

亚洲是 1990 年 2 月在新加坡开展了第一例 LC。紧追其后，在 1991 年 2 月 19 日，我国云南曲靖地区第二人民医院荀祖武医师也完成了中国首例 LC，之后，LC 在北京、天津、上海等地相继开展，微创外科如星星之火传播到了各地，燎原全国。

有人说，是 LC 敲开了外科的大门，让腹腔镜技术进入了外科。

的确，整个外科界，对微创腹腔镜技术的热情好像已无法阻挡，但几年之后，人们还是发现了问题。

六、学习的代价与启示

学习和体验过后，人们看到了学习也是有代价的。

至 20 世纪末，美国的腹腔镜下胆囊切除手术（LC）有了飞跃的发展。现在每年有超过 75 万例的 LC 手术，在患者受益（减少手术及术后的疼痛，更快地恢复正常的活动，减少了手术部位感染的风险）的同时，也看到了医生学习微创所付出的代价。研究发现：与开放手术的胆囊切除相比，腹腔镜方法的胆囊切除胆管损伤率有所增加，每 1 000 例中有 4～7 例或更多的是伴有胆管损伤并发症，在这些胆管损伤并发症中有些会影响终身的。换句话说，以每 1 000 例中有 4 例来计算，75 万例每年会有超过 3 000 例的胆管损伤并发症。

所以，作为盗火者的 SAGES 就发现：任何一种新的技术出现，要医生从入门到掌握都有"学习曲线"（the learning curve）。如何能缩短学习曲线，不但是为医生着想，更重要的是保证医疗质量。

在世界范围内，有各种层次的有关微创技术的学习班、培训班、大师班，还有各种各样的模拟训练器，其目的都是为缩短或/和降低学习曲线。在进入了移动互联网时代的今天，各种腹腔镜手术示范和演示直播，直到现在都深受欢迎。

腹腔镜外科，其实有两个方面的问题：一是腔镜本身的硬件，如摄像头的清晰度，监视器是"标清"还是"高清"或"超高清"，这些硬件直接影响了手术质量。当然，硬件的问题容易解决，只要设备更新换代就能解决问题。二是具体操作的规范性问题，准入制问题。从高潮中走出来的SAGES认清了问题的实质，制定了在LC手术中具体处理胆囊血管时应该有的规定动作和视野，提出了要有"关键性安全视野（the Critical View of Safety，CVS）"的概念，这个CVS在今天的SAGES官网上仍位于醒目的位置。从前些年的文献中可以看出，通过对那些出现胆管损伤的病例，回看手术视频的研究，几乎都是没有达到SAGES所规定的CVS要求。这也证明了规范操作的重要性。

疝外科一直都作为整个外科发展的缩影，自然也逃脱不了外科这次具颠覆性技术的冲击。早在20世纪80年代末期，就有人用腹腔镜技术来治疗外科的常见病和多发病——腹股沟疝，当然，今天的技术和30年前相比，不能同日而语。当时的手术，在今天看来只是一种尝试。从技术层面，无论是腹腔镜的TAPP还是TEP手术都早已成为标准的治疗腹股沟疝的术式。今天在美国，机器人也常规的用于TAPP手术。以史为鉴，知兴替，本教材要说的就是纵观腹腔镜发展，知晓历史潮流，跟上时代步伐，把握自己所处的位置。最难得的是：知其然，知其所以然。

思 考 题

（1）为什么说腹腔镜是外科学中最具颠覆性的一项技术？

（2）外科的腹腔镜的发展过程，对自我有哪些方面的启示？

（3）腔镜下腹股沟疝手术中主要需要改进或变化的是什么？

（4）腹腔镜疝手术对腹股沟复杂疝修补有哪些可行性、危险性病人能有效益吗？

（5）在腹腔镜时代，开放的腹膜前修补对腹股沟疝的诊治还有价值吗？

参 考 文 献

[1] McKernan J B. Origin of laparoscopic cholecystectomy in the USA: personal experience [J]. World J Surg, 1999, 23: 332 - 333.

[2] Mouret P. How I developed laparoscopic cholecystectomy [J]. Ann Acad Med Singapore, 1996, 25: 744 - 747.

[3] The Southern Surgeons Club. A prospective analysis of 1518 laparoscopic cholecystectomies [J]. N Engl J Med, 1991, 324: 1073 - 1078.

[4] Hunter J G1. SAGES 1989—1999. A video romance. Scientific Session of the Society of American Gastrointestinal Endoscopic Surgeons [J]. Surg Endosc, 1999, 13 (9): 833 - 837.

[5] Nijssen M A1, Schreinemakers J M, Meyer Z, et al. Complications after laparoscopic cholecystectomy: a video evaluation study of whether the critical view of safety was reached [J]. World J Surg, 2015, 39 (7): 1798 - 1803. doi: 10. 1007/s00268 - 015 - 2993 - 9.

[6] Polychronidis A. Laftsidis P, Bounovas A, Twenty years of laparoscopic cholecystectomy: Philippe Mouret-March 17, 1987 [J]. JSLS, 2008, 12 (1): 109 - 111.

(陈 双 王 辉 朱雄文 李英儒 江志鹏 周太成)

第二章 熟知腹腔镜的设备与手术器械

Chapter 2

Familiar with laparoscopic equipment and surgical instruments

提　要

从历史的角度来看,每一种外科术式都会打上时代的烙印。这是因为手术器械设备都是那个年代标签,也反映着那个时代的科技水平和理念,腔镜疝外科的发展更是如此。在这一章里,就让我们熟悉腔镜疝外科的常用设备与手术器械,并了解其工作原理。

学术观点

(1) 工欲善其事,必先利其器。主刀医生应首先要充分了解手术的工具,掌握其特性,发挥其所长,才能做出赏心悦目的手术。

(2) 熟悉设备与器械的工作原理才能将腔镜的优势发挥到最佳,就像"电刀不是刀",不靠刀刃上的压力和划开的速度一样。只有掌握器械的工作原理,才能用好。

Concept

(1) "Sharpening your axe will not delay your job of cutting wood". A surgeon

should fully understand his operation tools and master their characteristics, so as to play their specialities and make a perfect operation.

(2) Familiar with the working principle of the surgical equipment and instrument, the advantages of laparoscopic surgery will be improved to the best. Just like "the electric knife is not really a knife", it doesn't depend on the pressure exerted on the blade and the speed of incision to play a role. Only good understanding can make good use of it.

教学目的

(1) 熟悉腔镜疝外科常用的设备与手术器械。
(2) 掌握最常用器械的工作原理及特性。

Teaching Purpose

(1) Be familiar with the commonly used equipment and surgical instruments of laparoscopic hernia surgery.

(2) To master the working principle and characteristics of the most commonly used instrument.

教学内容

一、摄像成像系统
1. 腹腔镜
2. 摄像机
3. 冷光源和光缆
4. 监视器
二、气腹形成系统

1. 气体

2. 气腹机

三、外科动力系统

1. 高频电刀

2. 超声刀

四、常用腹腔镜手术器械

Content

1. Camera Imaging System

Laparoscope

Camera

Light source, optical cable

Monitor

2. Pneumoperitoneum System

Carbon dioxide gas

Machine for making Pneumoperitoneum

3. Surgical Power System

High frequency electrotome (HF)

Ultrasonic scalpel

4. Laparoscopic Surgical Instruments

思考题

Study questions

参考文献

Reference

第二章 熟知腹腔镜的设备与手术器械

腹腔镜体现和反映现代科技进步之成果。它主要由摄影成像系统、气腹形成系统、器械及动力系统等构成。所谓的腹腔镜手术，就是利用摄像成像系统，将腹腔内的影像在屏幕上清楚显示出来，术者使用特制的手术器械配合相应的动力设备观看着屏幕进行操作，从而完成外科手术。

一、摄影成像系统

一般来说，整个摄像系统包括五个部分：腹腔镜头、摄像机、冷光源、监视器和导光缆等（图2-1），有些腹腔镜的摄像系统还带有视频信号的采集、记录等。

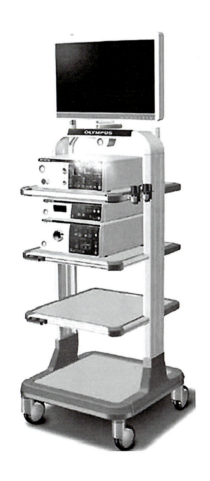
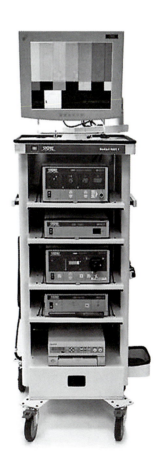

图2-1 摄影成像系统
Camera Imaging System

1. 腹腔镜

现在使用的腹腔镜都是采用柱状透镜系统,这个系统主要是为了更好地在 2D 的监视器上反映出 3D 的效果,它具有透光性好、分辨力强、成像清晰、视野大、周边视野图像不失真等特点。

用于诊断和手术腹腔镜有各种不同的尺寸和广角镜头。镜体长度为 280~330 mm,直径为 5~10 mm 不等,镜面视角(内镜轴方向与视野角中分线所成角度)0°~90°,一般有 0°、30°、45°、70°(图 2-2、图 2-3)。临床上最常用直径 5 mm 或 10 mm,视角 30°或 0°的腹腔镜。

10 mm 腹腔镜传递的光线强度比 5 mm 腹腔镜强 5 倍,因此更明亮清晰,能提供较大的视野和更清晰的放大倍数,适合开展较复杂的手术;5 mm 腹腔镜视野相对较小、光线偏暗,但更具微创特点,适合诊断和简单手术。视角 0°的腹腔镜为前视镜,视野小,方向固定,操作时无须转动镜身,现在基本不用;30°镜为前斜视镜,其视野不在镜头的正前方,而与镜身长轴有一定的角度,可通过转动镜身改变视野方向,更有利于在二维的显示屏上还原成三维立体的景象,进行比较复杂的腹腔镜手术。

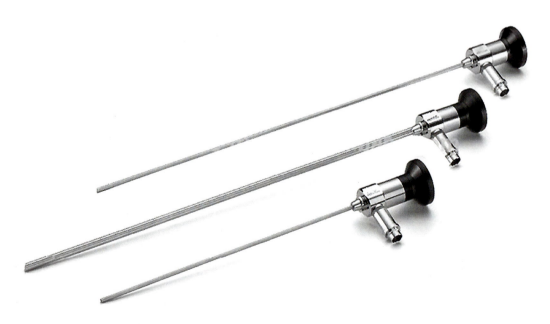

图 2-2 不同长度和直径的腹腔镜
Laparoscope of different length and diameter

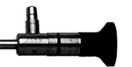

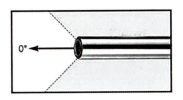 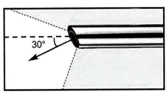 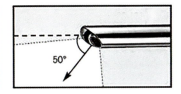

图 2-3 不同视角的腹腔镜
Laparoscopy of different perspectives

2. 摄像机

摄像机作为外科医生的眼睛，因此，应该配置最好的摄像设备。

电荷耦合器（CCD）芯片的发明，解决了摄像机微型化问题。将摄像机接口连接到腹腔镜目镜端，并和监视器相连后，可以将腹腔内的图像清晰地呈现在屏幕上，这对于进行腹腔镜手术尤为重要，同时又可以将手术过程记录下来。

目前，主流市场供应的主要是三晶片CCD摄像系统（图2-4）。三晶片CCD可达750×1080线分辨率，更好的可达1920×1080线分辨率。为适应现代外科无菌手术需求，摄像镜头可高温高压或气体灭菌，更可扩展为电子腹腔镜及三维立体腹腔镜。

3. 冷光源和光缆

可为腹腔镜手术视野提供照明。纤维光束技术的出现促进了内窥镜技术的发展，借助于氙光源或卤素光源可以提供100～300 W的高强度光源，来自这些灯泡的热量通过红外线光谱的滤过作用大大减小，光所产生的热量在光导纤维传送过程中大部分被消耗掉，故称为"冷光源"（图2-5）。

常用冷光源有卤素灯、金属卤素灯和氙灯。其中氙灯因其色温接近自然光（5 500～6 000 K），灯泡的寿命长（>500小时），更适用于内镜照明，常用300 W氙灯。新的冷光源有LED发光，寿命可达50 000小时。目前，大多数的摄像机利用自动白平衡（2 100～10 000 K）来分析和补充冷光源的不同色温，使不同的光源可以得到相同的影像效果。

光缆又称为导光束，用于连接腹腔镜和冷光源。一般用光导纤维导光束。

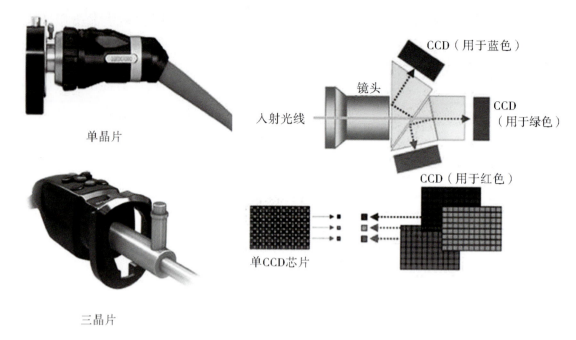

图 2-4　摄像系统

单晶片是一个 CCD 三色全包；三晶片是三个 CCD，红、蓝、绿分别摄取，成像质量更高。

Camera

Single chip is one CCD receiving three colors, and in three CCD chip, red, blue, green are absorbed respectively, so the image quality is higher.

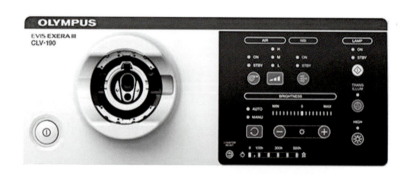

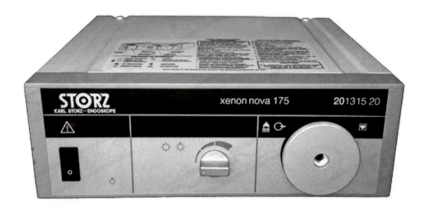

图 2-5　冷光源

Cold light illuminator

每根光导纤维直径为 10～25 μm，每条光缆含有多达 10 万根光导纤维。常用光缆光导束直径有 1.6 mm、2.5 mm、3.5 mm、4.5 mm 等多种规格，选择光缆时应选择直径略大于腹腔镜镜头的光导纤维束。由于光导纤维纤细，使用过程中容易折断，故在使用时避免对折，以免损坏光导纤维，影响光线的输送。

4. 监视器

在观察系统中，监视器是一个重要的组成部分。腹腔镜手术所用监视器宜采用彩色监视器，分辨率能达到 1080～1920 线。监视器的大小一般为 26 in 以上即可满足手术要求，并还取决于手术者的习惯。选配的监视器通常要有至少两种形式的接收输入：即复合的（NTSC）、Y/C 和 RGB 信号，使用 RGB 和 Y/C 系统时，监视器上的图像比只用复合信号的监视器所产生的图像要清晰。

二、气腹形成系统

为了增加腹腔空间以适应手术操作，腹腔镜还要建立气腹，既有利于观察，还使腹腔内器官可以活动。气腹好坏是进行腹腔镜手术的关键。由气腹机、二氧化碳钢瓶、气体输出连接管道组成。

1. 气体

目前的气腹机一般采用二氧化碳（CO_2）气体。CO_2 在血液和组织中的溶解度是氧气的 10 倍，在腹膜的扩散没有任何形成气栓的危险，并且是正常新陈代谢的产物，很容易经肺泡排出。腹腔镜手术采用气管插管全麻也有利于 CO_2 的排出。

2. 气腹机

气腹机是将 CO_2 注入腹腔的仪器。内窥镜手术需要有恒定的气腹条件才能顺利进行，全电脑控制的 CO_2 气腹机对镜下手术时气腹的产生和维持起了保障作用。在气腹机的控制版面上有四种比较参数的显示：静止的腹腔内压力、实际的注气压力、每分钟气体流量、CO_2 总消耗量。通过这些数字可以监测腹腔内的正确注气，证实气体确实是充入腹腔内，并控制气体注入的速度，使腹腔内压力维持在需要的、安全的范围内（图 2-6）。

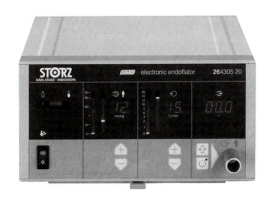 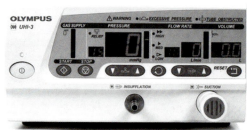

图 2-6 二氧化碳气腹机

Carbon dioxide pneumoperitoneum machine

一般病例腹腔内压力维持稳定在 12～15 mmHg（1.6～1.9 kPa）为宜。随着手术时间的延长，部分气体会被吸收掉或者由器械的装配处、腹壁的切口处泄露，当腹腔压力下降时，全自动气腹机会根据预设的腹腔压力和充气速度向腹腔内充气；当达到预设的腹腔压力时，充气停止。目前使用的全自动气腹机充气速度都能达到 15 L/min 以上，最高达到 40 L/min。

进入腹腔前均有气体过滤装置。新型气腹机还可对使用的 CO_2 气体进行加温，从而减少腹腔镜镜头气雾的形成。有的气腹机还设有自动排烟，有利于保持术野的清晰（图 2-7）。

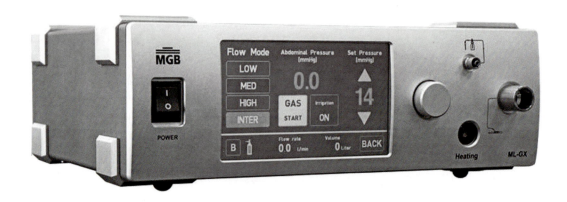

图 2-7 带气体加温和自动排烟功能的气腹机

Pneumoperitoneum machine with gas heating and automatic smoke exhaust function

三、外科动力系统

1. 高频电刀

1924年，Cushing将Bovie设计的高频电刀技术引入外科手术中，在控制出血的同时，大大提高了术中组织切除的速度。至今电刀已经历了①火花塞放电，②大功率电子管，③大功率晶体管，④大功率省电的MOS管四代的更变。

高频电刀的工作原理是利用电流通过机体所产生的电热能，使组织内的水分汽化蒸发，从而使组织凝固或者分离，像传统的"刀"一样。所谓"高频"，是指电流输出频率在300 kHz到2000 kHz之间，电流密度为$104 \sim 108 \ A/cm^2$，工作温度可达100～200 ℃（图2-8）。这里要解释一下电流密度（CD）的概念，它是指单位面积上流通的电流强度（CL），即CD=CL/接触面积。因此，在特定区域传导相同能量时，细薄工具传导更加精确，同时对周围组织影响范围更小。这也解释了为什么电钩相较于剪刀或抓钳能更精确的传导高频电流。其中，电切是以高能量作用于组织，当电流在接触部位瞬间产生大量热量，使细胞破裂、汽化，从而组织分离；电凝是以相对较低的能量作用于组织，所产生的温度和热效应导致细胞脱水、蛋白质变性、组织失活和小血管封闭。

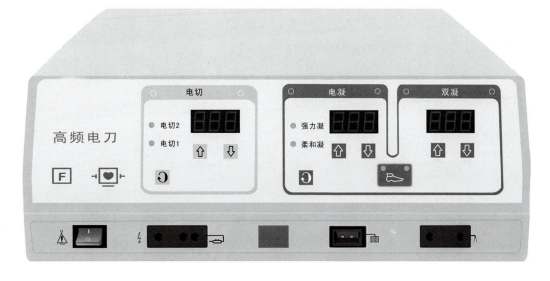

图2-8 高频电刀
High frequency electrotomc

(1) 单极电刀。

在单极模式中，用一完整的电路来切割和凝固组织，该电路由高频电刀内的高频发生器、病人极板、接连导线和电极（刀头）组成。在大多数的应用中，电流通过有效导线和电极（刀头）穿过病人的身体，再由病人极板及其导线返回高频电刀的发生器。

它能摧毁病变组织的高频电刀具有加热效应，并不是由加热电极或刀头，像电烧灼器那样造成的。它是将高频电流聚集起来，因此，气化与电极尖端相接触的组织。当与有效电极相接触或相邻近的组织或细胞的温度上升到细胞中的蛋白质变性的时候，便产生凝血，这种精确的外科效果是由波形、电压、电流、组织的类型和电极的形状及大小来决定的。

为了避免在电流离开病人返回高频电刀时继续对组织加热以致灼伤病人，单极装置中的病人极板必须具有相对大的和病人身体相接触的面积，以提供低阻抗和低电流密度的通道。

与地隔离的输出系统使得高频电刀的电流不再需要和病人、大地之间的辅助通道，从而减少了可能和接地物相接触的体部被灼烧的危险性。而采用以地为基准的系统，灼伤的危险性要比绝缘输出系统大。

(2) 单极电刀使用技巧（更为详细部分请参阅第七章内容）。

A. 功率不要开得太大。虽然每个电刀仪器或者同一电刀的不同状态实际能量输出功率会有变化，一般电切和电凝不超过40 W。原则：调节到能完成操作目的的最小功率为最好。

B. 电刀不是刀，用最小的压力。电切的原理是间断放电造成的电火花切开，所以不能将电刀当成刀。让电刀保持很小的距离，产生均匀的小火花即可，而不能像用刀那样用压力按在组织上，这样会造成组织损伤。

C. 牵拉组织的张力对切开非常重要。张力可以表现在组织被牵拉为120°～180°的角度之间，同时让组织有一定的间隙，电刀走在间隙内，这样才解剖层次清晰干净。

D. 止血时用电凝。一般借助分离钳提起、夹住，激发电凝止血。

E. 分离钳露出金属部分太多，可用3M消毒薄膜包裹以防止误伤。

(3) 双极高频电刀。

双极电凝是通过双极镊子的两个尖端向机体组织提供高频电能，使双极镊子两端之间的血管产热脱水而凝固，达到止血的目的。它的作用范围只限于镊子两端之间，对机体组织的损伤程度和影响范围远比单极方式要小得多，适用于对小血管（直径＜

4 mm）的封闭。故双极电凝多用于脑外科、显微外科、五官科、妇产科以及手外科等较为精细的手术中。双极电凝的安全性正在逐渐被人所认识，其使用范围也在逐渐扩大。

（4）高频电刀优点与使用注意事项。

高频电刀具有以下优点：

A. 切割速度快、止血效果好、操作简单、安全方便。

B. 与其他电外科手术器（如激光刀、微波刀、超声刀、水刀、半导体热凝刀等）相比，电刀适应手术范围广，容易进入手术部位，操作简便，性能价格比合理。

高频电刀使用注意事项：

A. 手术室中不得有易燃易爆的气体、液体或其他物质。因为高频电刀手术中会产生火花、弧光，易燃易爆物遇火花、弧光会发生燃烧或爆炸。

B. 带有心脏起搏器的病人一般不建议使用高频电刀，因高频电刀会干扰心脏起搏器，使之工作不正常甚至停搏。如一定要使用高频电刀，则必须按起搏器的使用说明书规定，即起搏器有无抗干扰功能，采取必要而有效的预防措施。

C. 极板必须正确连接和安放，与病人皮肤接触面要足够大。

D. 切忌盲目增大电刀的输出功率，以刚好保证手术效果为限。因为高频电刀手术中任何危险均随功率的增大而增加。

E. 腹腔镜下使用电刀的套管（trocar）要求是非金属。万一金属漏电而未发现，后果不堪设想。

2. 超声刀

超声刀是20世纪90年代开发的一种兼有凝固和切割功能的新型手术器械。

（1）结构和原理。

主要由发生器、能量转换器和手控器械三大部分组成（图2-9）。其中发生器产生高频电流，能量转换器将电流转换成超声振动并传送到手控器械，手控器械与组织接触摩擦，产生凝固与切割作用。能量转换器是超声刀的核心部件，它将高频电流转换成高频的机械振动。经过内在结构的放大作用，刀头的最大振动幅度可达55.5 kHz。

A. 凝固：超声刀头高速的机械振动产生组织摩擦热，组织升温达80~100 ℃，使细胞内蛋白结构的氢键断裂，导致蛋白多糖及胶原质纤维变性形成胶样物质或凝结物封闭血管，从而起凝固作用。

B. 切割：有以下两种机制：一是刀面的高频振动对组织产生切割作

第二章 熟知腹腔镜的设备与手术器械

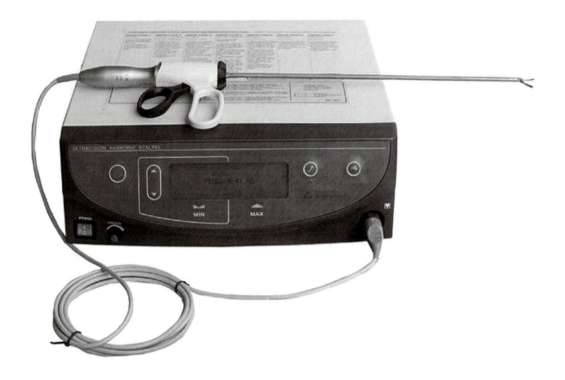

图 2-9 超声刀的结构和组成
由发生器、能量转换器和手控器械三大部分组成。
Structure and composition of Ultrasonic scalpel
It is mainly composed of generator, energy converter and hand control device.

用,这种切割作用在含蛋白质密度高的组织,如筋膜、皮肤及肌肉的切割中起主要作用。二是由于刀面振动产生低压带,局部低压使细胞内的水分汽化,产生与电手术及激光切割同样的细胞爆裂作用。这种切割机制认为是在含蛋白质低的组织,如肝实质及脂肪组织的切割中起主要作用。

(2) 超声刀头的结构和应用。

超声刀头由两叶组成,其中一叶固定,具有振动功能,称为工作面;另一叶可活动,用于固定组织,无振动功能,称为非工作面(图 2-10)。

工作面具有不同的棱面,包括夹持面、锐面、弧面和钝鼻头,根据需要可作不同用途:

A. 夹持面可用于"切",主要夹持和切断血管、组织等。

B. 锐面可用于"刮",用于血管等管道结构的骨骼化;以及"削",用于组织间隙的分离。

C. 弧面(含凹、凸两个面),凹面视觉效果好,不易滑脱,常用于协助刮、捅等动作的完成;凸面常用于协助推动作的完成。

D. 钝鼻头主要用于"捅"和"推"。

(3) 超声刀优点与使用注意事项。

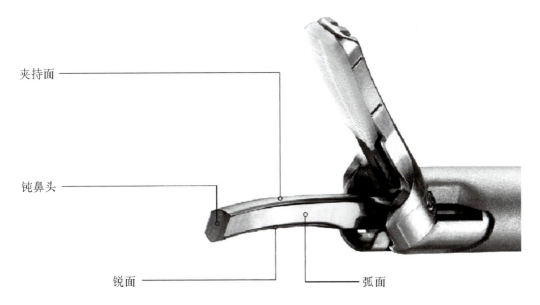

图2-10 超声刀头的结构

由工作面和非工作面构成，其中工作面有不同的棱面，可作不同用途。

Structure and application of Ultrasonic cutter head

It is made up of a working face and a non working face, in which the surface of the working face has different edges and can be used for different purposes.

超声刀具有以下优点：

A. 精确的切割作用，可在重要脏器和大血管旁边进行分离切割。

B. 一器多用：分离、切割、止血，切割止血同时完成。

C. 没有电流通过人体。

D. 较少的侧向热损伤。

E. 极少的焦痂，极少的烟雾。

超声刀使用注意事项：

A. 需要凝血时将组织处于松弛状态，需要切割时将组织拉紧以增加张力。

B. 止血时要找到出血点再钳夹，不要在血液中使用。

C. 刀头持续激发时间最好不要超过10秒，把组织钳夹在刀头前2/3的部位。

D. 刀头工作时，工作面避免与金属器械接触。

四、常用腹腔镜手术器械

腹腔镜器械多种多样，术者应结合器械的特点和用途，根据不同的需要进行选择。下面介绍常用的腹腔镜手术器械：

1. 气腹针（Veress needle）

气腹针外径为 2 mm，长约 15 cm，针芯前端圆钝、中空、有侧孔，可以通过针心注水、注气和抽吸。针芯的尾部有弹簧保护装置，穿刺腹壁时，针芯遇阻力回缩针鞘内，针鞘刺入腹腔内时有落空感，阻力消失，针芯因弹簧作用再突入腹腔，圆钝针芯有保护腹腔内脏器组织的作用（图 2-11）。

2. 套管（trocar）

包括穿刺锥和套管鞘。套管鞘是腹腔镜及器械进入腹腔的通道。穿刺锥目前主要有两种：一种为圆锥型，因其圆钝穿刺时不易损伤腹壁血管，但穿刺时较费力；另一种为多刃型（金字塔形），穿刺力小，有切割作用，但会损伤肌肉和腹壁血管。套管鞘有平滑型及螺旋型，前者易穿刺，后者易固定位置。常用套管鞘的直径有 3 mm、5 mm、10 mm、12 mm 几种（图 2-12）。

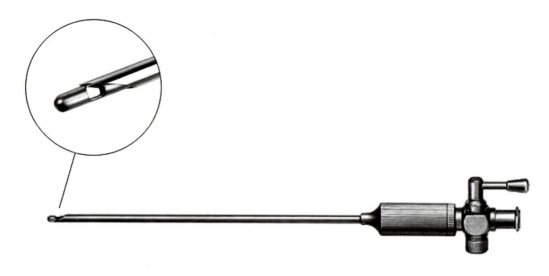

图 2-11 气腹针
Veress needle

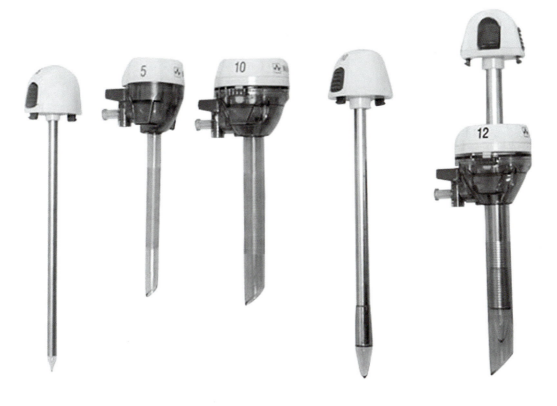

图 2 - 12 套管
Trocar

3. 手术钳

按其功能可分为分离钳和抓钳。为适应手术需要，目前手术钳多为分割式的，可分拆卸（图 2 - 13）。钳杆和手柄绝缘，尖头和尾端导电，不通电时作夹持、分离等用途，通电时可作电凝和切割。多数手术钳的钳叶可360°旋转，便于操作。

A. 分离钳（dissector）：主要用于分离、止血、牵引及缝合打结（图 2 - 14）。

B. 抓钳（grasper）：根据对组织抓持损伤程度分无创和有创两类。主要对组织的夹持、牵引和固定（图 2 - 15）。

4. 电凝（monopolar HF electrode）

常用的有电凝钩和电凝铲，是腹腔镜手术，尤其是腔镜疝手术常用的重要器械。可用于解剖、分离、电切和电凝止血（图 2 - 16）。

5. 剪刀（scissor）

剪刀最易淬火受损即升温与降温。大多数剪刀能够与单极电流连接，电凝会使剪刀上升到非常高的温度，结果使非常锋利的剪刀变钝。现在常用的剪刀有几种不同形状：直剪、弯剪和钩状剪（图 2 - 17）。

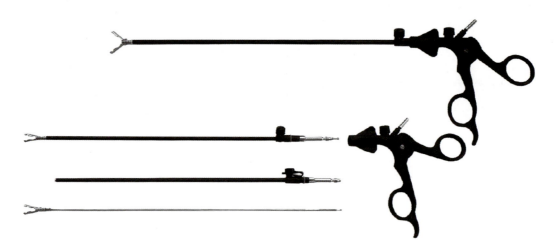

图 2-13　手术钳
Operating forceps

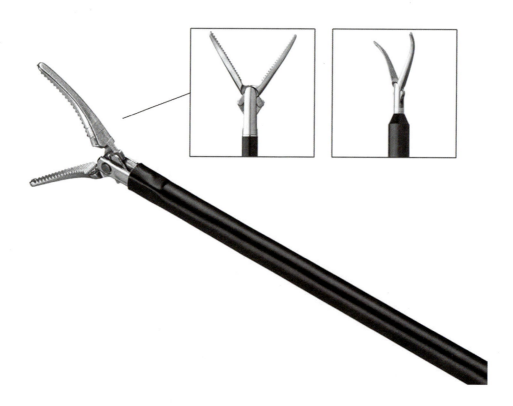

图 2-14　分离钳
常用的包括直分离钳和弯分离钳。
Dissector
Commonly used straight dissector and bending dissector.

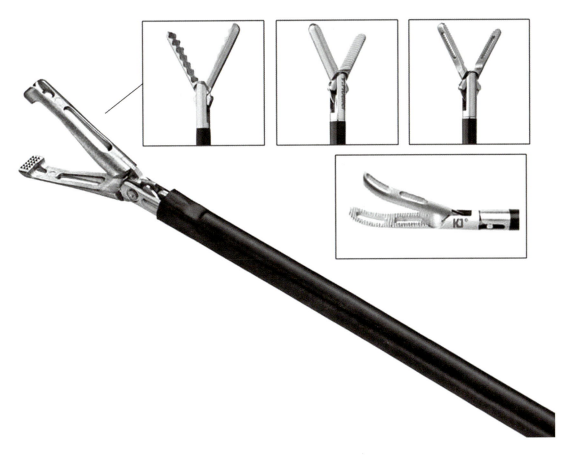

图 2-15 抓钳
常用的包括鸭嘴钳、钝头抓钳、阑尾抓钳、胃抓钳等。
Grasper
Commonly used duckbill grasper, blunt grasper, appendix grasper, gastric grasper, etc.

6. 持针器（needle holder）

分直头和弯头两种，一般外径为 5 mm，长度为 330 mm。由于腔镜疝手术涉及多种缝合操作，故选用合适顺手的持针器尤为重要（图 2-18）。

7. 冲洗吸引器（suction/irrigation）

腹腔镜手术时必须要有良好的冲洗吸引设备，以保证术野的清晰。冲洗、吸引的操作开关均设置在操作手柄上，由术者控制。冲洗吸引器除了其冲洗和吸引的作用外，还可帮助术者显露术野，进行钝性分离（图 2-19）。

8. 套扎器（ligation device）（图 2-20）

由一塑料管或推结器，配合预先打好的路德结（Roeder knot）（图 2-21、图 2-22、图 2-23）组成。只要将线结圈扎好目标，然后收紧，就不会再滑脱。常用于结扎胆囊管、阑尾根部、含血管的较大块组织，在腔镜疝修补术中可用作套扎腹膜或疝囊。

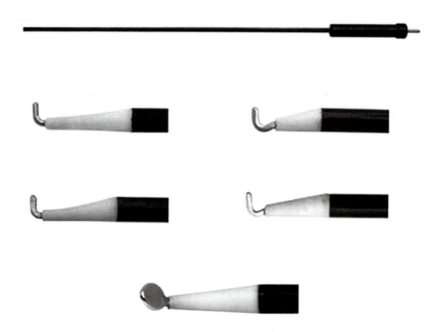

图 2-16 电凝
常用的包括电凝钩和电凝铲。
Monopolar HF Electrode
Commonly used electric hook and electric shovel.

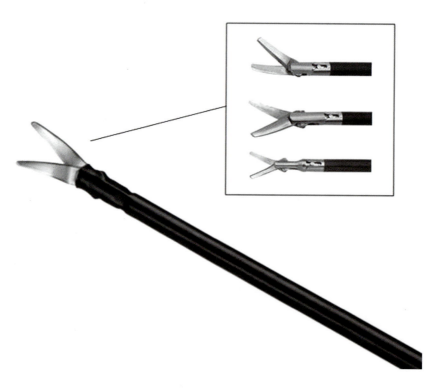

图 2-17 剪刀
常用的包括直剪、弯剪和钩状剪。
Scissor
Commonly used straight, curved and hooked scissors.

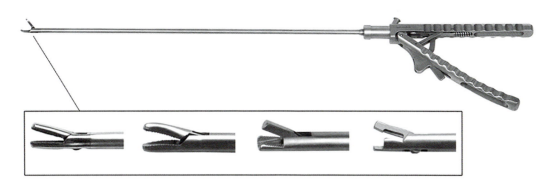

图 2-18　持针器
Needle Holder

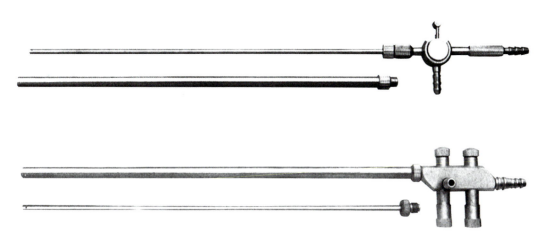

图 2-19　冲洗吸引器
Suction/Irrigation

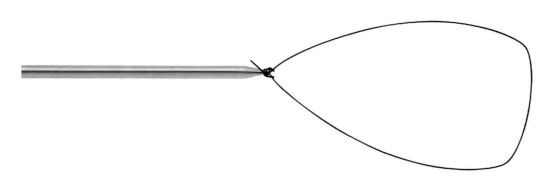

图 2-20　套扎器
Ligation device

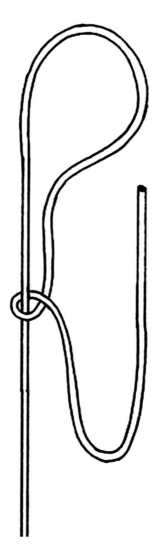

图 2-21 路德结的打法（步骤一）
The method of Roeder's knot（step one）

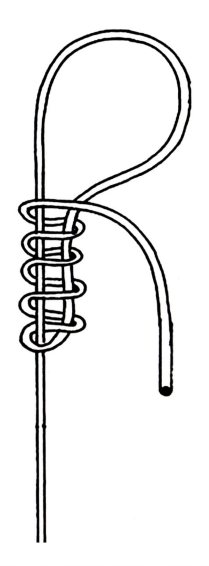

图 2-22 路德结的打法（步骤二）
The method of Roeder's knot (step two)

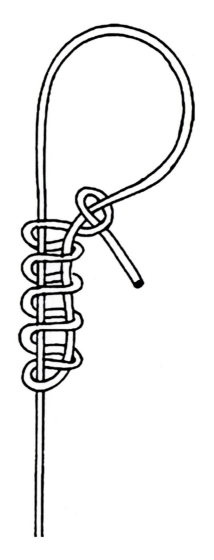

图 2-23 路德结的打法（步骤三）
The method of Roeder's knot (step three)

9. 钉枪固定装置（tacker fixation device）

由激发器械杆和固定钉组成，主要用于补片的固定（图2-24）。根据不同型号，每个器械杆可激发10、15或30枚钉。根据固定钉的形状，有门型、叉型和螺旋型（图2-25），目前较常用的是螺旋型钉；根据固定钉是否可吸收，可分为不可吸收型和可吸收型。

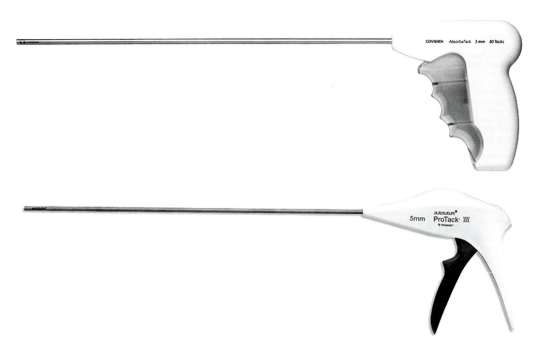

图2-24 钉枪固定装置
Tacker fixation device

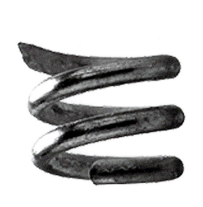 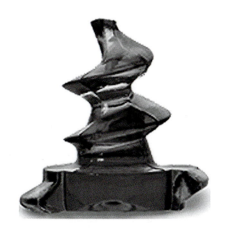

图2-25 不同形状的固定钉
Tack of different shape

思 考 题

（1）你认为腹腔镜应该向更高清（4K）还是3D方向发展？为什么？

（2）高频电刀使用具体讲究什么技巧？

（3）超声刀使用具体讲究什么技巧？腔镜疝手术什么情况下需要使用超声刀？

（4）腔镜疝手术中如何合理使用各种手术器械？

参 考 文 献

[1] Tulandi T, Bugnah M. Operative laparoscopy: surgical modalities [J]. Fertil Steril, 1995, 63 (2): 237-245.

[2] Xiong J, Altaf K, Huang W, et al. A meta—analysis of randomized clinical trials that compared ultrasonic energy and monopolar electrosurgical energy in laparoscopic cholecystectomy [J]. J Laparoendosc Adv Surg Tech, 2012, 22 (8): 768-777.

[3] Bergler W F, Hormann K, Hammerschmitt N. Principals of high frequency surgery [J]. Laryngorhinootologie, 2004, 83 (10): 683-693.

[4] 刘斯, 刘荫华. 高频电刀及临床安全使用 [J]. 中国实用外科杂志, 2005, 25 (6): 383-384.

[5] 陈萍, 何光彤, 卢贞燕, 等. 超声刀与外科手术 [J]. 中国医学装备, 2011, 8 (7): 75-76.

[6] 李国新. 超声刀在腹腔镜胃肠手术中的使用技巧 [J]. 中华胃肠外科杂志, 2013, 16 (10): 919-921.

（江志鹏　李英儒　周太成　马学强　朱雄文　陈　双）

第三章 腹腔镜疝手术与开放疝手术的差异

Chapter 3

Differences between laparoscopic and open hernia operation

> **提 要**
>
> 　　腹腔镜的问世不但改变了手术的方式，也改变了外科医生的思路和理念，疝外科中腹腔镜的应用改变了手术路径、观察方向，以及用加强肌耻骨孔的理念重新诠释了疝修补的方法。

学术观点

（1）"知己知彼，百战不殆。"从开放手术到腔镜手术，需充分认识两者差别所在。

（2）腔镜技术的短板是：①丧失了开放手术中手对物质的触觉；②手术视野的局限；③需要全身麻醉；④更长时间的适应，即学习曲线。

（3）克服腔镜技术的短板，需要依靠高清的手术视野找到正确的手术层面和层次，进行精确、精细的手术操作。

Concept

（1）As The ancient Chinese philosophers said "If you know the enemy and know yourself, you needn't not fear the result of a hundred battles". From open to laparoscopic surgery, a surgeon need to fully understand the difference between them.

(2) The disadvantages of laparoscopic surgery are:

The surgeon can't use his fingers to touch and feel the patient's tissue as in open operation.

Limitation of surgical field of vision.

The need for general anesthesia.

The longer time for adaptation, that is, the longer learning curve.

(3) To overcome the learning curve, you need patience, skill and practice.

教学目的

（1）认识腔镜疝手术与开放疝手术的差异。

（2）认识腔镜疝手术的短板，并寻求解决之道，以缩短学习曲线。

Teaching Purpose

(1) Know the cavity mirror hernia surgery and open hernia surgery.

(2) Understanding of the short cavity mirror hernia surgery, and to seek the solution, to shorten the learning curve.

教学内容

一、腔镜疝手术方向、视野、视角、视距

二、腔镜疝手术的短板

三、弥补短板的方法

Content

1. The direction of laparoscopic hernia surgery, field of vision, visual angel, and visual distance.

2. Shortcomings of laparoscopic surgery.

3. Ways to overcome the shortcomings.

思考题

Study questions

参考文献

Reference

一、腔镜疝手术方向、视野、视角、视距

1. 观察的角度手术方向

开放疝修补的手术方向是从前方到后方、由表及里的。先切开皮肤，然后是皮下组织、Camper筋膜和Scarpa筋膜，再切开腹外斜肌腱膜进入腹股沟管（图3-1）。即使后入路的开放腹膜前修补，虽然不用打开腹股沟管，但也需要经过浅表的分离才能进入腹膜前间隙。

而腔镜疝手术则是直接进入靶目标（疝）的后方，从腹肌的后方进行手术的，即从腹膜开始（TAPP），直接向前进入腹膜前间隙进行分离和操作。

手术方向的改变最重要的是带来了解剖标志的改变。开放手术可见的腹外斜肌腱膜、腹股沟韧带、腹股沟镰、腹股沟管等结构将隔墙（腹壁）相对；腔镜下所呈现的是原本不能直视的耻骨梳韧带、Retzius间隙、Bogros间隙、死亡冠、"危险三角"、"疼痛三角"等（图3-2、图3-3）。因此，需要我们重新熟知这些解剖结构和标志，才可避免可能出现的新风险。

腔镜手术尤其是TAPP术式，可以直接从腹腔内观察到疝缺损的位置、类型及大小，并且可以方便地探

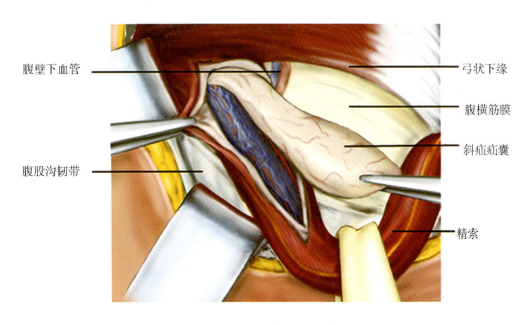

图3-1 开放手术入路
Approach of open operation

第三章 腹腔镜疝手术与开放疝手术的差异

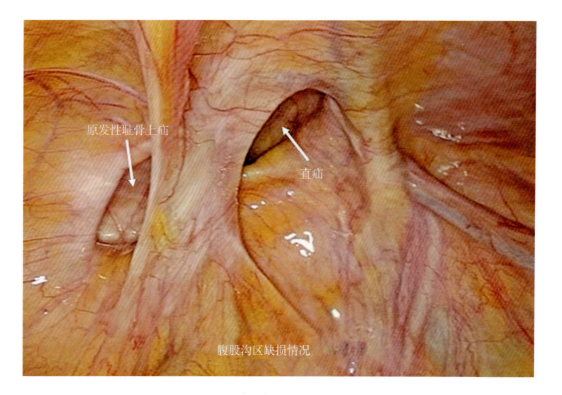

图 3-2 腔镜手术所见腹壁缺损
Abdominal wall defects seen by laparoscopic surgery

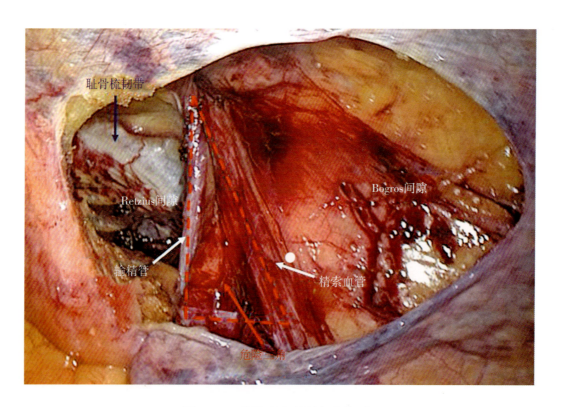

图 3-3 腔镜手术所见解剖标志
Anatomical signs seen by laparoscopic surgery

查双侧腹股沟区,这也是手术方向改变所带来的腔镜手术的一大优势。这样,就不容易遗漏对侧隐匿性疝、复合疝、股疝、闭孔疝等。另外,还有如原发性耻骨上疝这种在开放手术中会误以为是直疝的病种。

2. 手术视野

开放手术的视野属于术者直视视野,只要助手通过拉勾能显露的术野都能尽收眼底。优点是对当前的术野一览无遗,能准确预知、预判风险所在;缺点是在空间较狭小的情况下,难以对一些深在细微的结构进行全方位观察,仅能通过手触或手感去弥补。

腔镜手术的视野则是通过腹腔镜镜头拍摄,实时传输到监视屏上所呈现。由于镜头存在一定的视野角(可视范围),只能拍摄到部分的术野,拍摄范围以外的术野不能在监视屏上显示(图3-4)。因此,视野存在一定的局限性。但腹腔镜镜头能到达相对狭小的空间,可对深在细微的结构和一些潜在间隙作近距离、多角度观察,且有一定的放大效应,从而有助于精确地寻找手术层次及保护重要的血管、神经、组织和器官。

由于腹腔镜镜头操控在扶镜手手

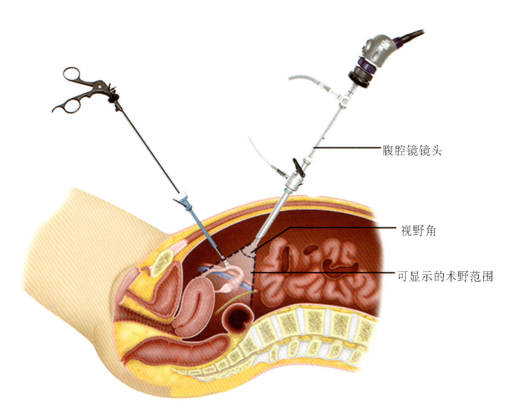

图3-4 腔镜手术视野
laparoscopic surgical field of vision

里，所提供的视野也由扶镜手决定。换句话说，扶镜手所持镜头能看到什么，术者就能且仅能看到什么。因此，腔镜术者常把扶镜手比喻成自己的眼睛。扶镜手需跟上主刀节奏，根据手术进程和需要，通过移动镜头或转动光纤及时获得所需视野，手术才能流畅。否则，很容易把时间浪费在不断调整视野上，甚至由于未能显露关键结构而把主刀陷于危险的境地。因此，扶镜手需要经过一定时间的训练，并且和术者之间也要经过磨合才能做到心领神会。

3. 视角

目镜可见范围为视野角，目镜轴方向与视野角中分线所成角度称为视角。

开放手术是通过术者眼睛直接观看术野，视野角就是眼睛的可视范围，眼睛的视轴与视野角中分线所成的视角应该是0°。

而腹腔镜的镜头根据视角划分，有0°、30°、45°、70°等镜（图3-5）。目前，0°镜已基本不用在腔镜手术，45°或70°镜更多的是用在内镜检查，30°镜是腔镜手术，包括腔镜疝手术的主流用镜。

30°的镜视野带有一定的前倾角，换言之，镜头所看到的视野并非正前方术野（图3-6）。为什么要这样设计呢？我们认为，这是出于两方面的需要。第一，30°镜更有利于将三维立体的手术景象在二维的显示屏上呈现出来。如果是0°镜，景深受到压缩，术者对着显示屏操作时不容易分辨远近距离。人眼睛的视角虽然也是0°，但开放手术时左、右双眼同时观看目标，在大脑中枢可还原出立体的景

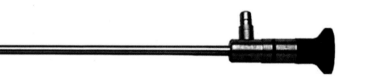

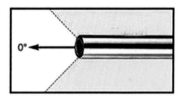 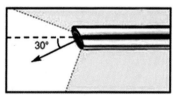 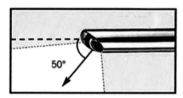

图3-5 镜头根据视角所划分

Laparoscope divided according to the perspective

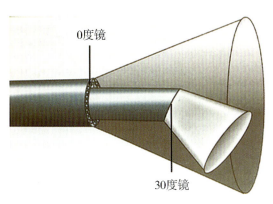 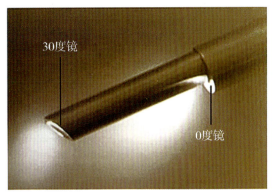

图 3-6 30°镜视野特点
Vision features of 30° laparoscope

象，对着显示屏观看则不能。30°镜通过前倾角的设计，在一定程度上还原了景深，使三维景象更好地在二维的屏幕上呈现。第二，30°镜的前倾角，通过转动镜头可获不同视野，改变观察的角度。一些原本直视下无法观察到的部位和间隙，在30°镜下也能呈现，这是腔镜手术的一大重要优势。

另外，影响术者观察的因素还包括：①手术台的高度；②监视器的角度；③穿刺孔的位置与角度；④腹腔镜的参数：镜头的角度和光纤的亮度。

4. 视距

这里所指的视距是指观测点到观测目标之间的距离。

在开放手术时，观测点就是术者的眼睛，观测目标就是手术靶目标。这个距离主要由手术床的高度决定，因为术者不可能弯腰低头去凑近手术目标进行观察。

腔镜手术的观测点是腹腔镜镜头，观测目标同样是手术靶目标。但腹腔镜镜头可以超近距离（1 cm）接近手术目标，而且不同直径的镜头会产生不同倍数的放大作用（一般最多放大 4~6 倍，相距越近放大倍数越大：常规状态下 6~7 cm = 1.5 倍，4~5 cm = 2.5 倍，2~3 cm = 3.5 倍，1 cm = 5 倍），这样就能最大限度地看清目标的细节。这也是腔镜手术的一大优势。

二、腔镜疝手术的短板

我们需要客观地看待事物，腔镜手术与开放手术相比也并非占尽优势，毫无短板。下面我们来分析一下腔镜疝手术的短板：

1. 失去了术中手的触觉

腔镜疝手术是利用摄像成像系统，将手术目标在屏幕上显示出来，术者使用特制的手术器械在患者体外观看着屏幕进行操作，从而完成修补手术的。也就是说，在手术过程中术者的手无法直接触碰手术目标，也就无法反馈像开放手术那样的触觉和手感，例如无法触知目标的硬度、无法感知血管的搏动等。同样，也无法利用手去直接显露或做钝性分离。这对于外科医生来说的确带来一定的不便或不适应。

2. 手术视野的局限

腔镜手术的视野是通过摄像头摄取的，由于摄像头的视野角有限，只能拍摄到部分的术野，拍摄范围以外的术野则不能在显示屏上显示。因此，腔镜手术视野存在一定的局限性，无法时刻统观全局。而且，腹腔镜镜头由助手把持的，视野也由助手调节，如果扶镜手扶镜不熟练或与主刀未磨合好，会带来更大的不便。

3. 腔镜疝手术需要全身麻醉

腔镜手术需要有操作空间，因此，需要给予肌松和制造二氧化碳气腹，后者可造成气道阻力升高和高碳酸血症，需要气管插管全麻以保障通气和协助二氧化碳排放。患者的心肺功能和身体状况不能耐受气管插管全麻和气腹，或主观意愿不接受全麻者，不能选择腔镜疝手术。

4. 腔镜疝手术需要更长的学习曲线

腔镜疝手术讲求的是"手眼配合"，且手术过程中不能直接触碰手术目标，丧失了手的触觉，因此手术难度要远超开放疝手术，也需要时间去适应，这就需要更长的学习曲线。有学者认为，30～50例腔镜疝手术就能渡过学习曲线，我们认为远远不够，虽然上手的快慢与术者本人的悟性有关，但要成为腔镜疝手术的熟手或高手，至少要有200例以上的经验。

三、弥补短板的方法

充分了解自身的不足就能有的放矢,主动去弥补。我们认为弥补腔镜短板的方法包括以下几个方面:

(1) 依靠高清的手术视野找到正确的手术层面和层次。

(2) 通过精确、精细的手术操作,弥补手的触觉的缺失。

(3) 通过刻意训练,缩短学习曲线(方法请参见第五章"模拟器上的训练")。

思 考 题

(1) 如何理解微创手术?腔镜疝修补是微创手术吗?
(2) 腔镜疝手术给外科医生带来了什么利与弊?
(3) 什么是透视原理?30°镜在腔镜手术中有哪些优势?
(4) 腔镜疝修补中对手术视野有哪些要求?
(5) 腔镜疝手术短板是什么?如何解决?

参 考 文 献

[1] Bittner R, Arregui M E, Bisgaard T, et al. Guidelines for laparoscopic (TAPP) and endoscopic (TEP) treatment of inguinal Hernia. International Endohernia Society (IEHS) [J]. Surg Endosc, 2011, 25 (9): 2773 – 2843.

[2] 陈双. 从解剖入手做好腹股沟疝规范手术 [J]. 中国实用外科杂志, 2014, 34 (5): 384 – 385.

[3] Bennett A, Birch D W, Menzes C, et al. Assessment of medical student laparoscopic camera skills and the impact of formal camera training [J]. Am J Surg, 2011, 201 (5): 655 – 659.

[4] 陈双, 宗振. 应用腹腔镜技术诊治疝和腹壁外科疾病利弊思考 [J]. 中国

实用外科杂志,2015,35(11):1150-1152.

(江志鹏　周太成　李英儒　王　辉　陈　双)

第四章 腹腔镜视野下腹股沟疝的解剖

Chapter 4

Anatomy of groin under laparoscopic view

提 要

开展腔镜下的疝修补手术，首先需要掌握腔镜下腹股沟区域解剖。这是腔镜手术的必要前提。本章讲述的解剖属于开展腔镜术者必备的基础知识（knowledge），对于知识，它不同于技能（skill），两者的体验有着完全不同的差异，例如，地理属知识范畴，游泳则是技能，而记忆可存在得很久，所以，对于解剖知识要反复地学习，通过理解来加深印象。

学术观点

（1）腔镜下腹股沟疝修补是基于肌耻骨孔的修补。

（2）腔镜下解剖是在活体的解剖，要与功能相联系。

（3）从腹腔镜的观点，肌耻骨孔的缺损都属于腹股沟的疝。

Concept

（1）Laparoscopic inguinal herniorrhaphy is based on reinforcement of the myopectineal orifice.

(2) The laparoscopic anatomy in vivo is associated with its function.

(3) According to the perspective of laparoscopy, all the defects of myopectineal orifice were all belong to the category of groln hernia.

教学目的

（1）熟练掌握镜下的腹股沟区相关解剖结构。

（2）掌握腔镜下的腹股沟区域的解剖标志。

Teaching Purpose

(1) The anatomical structure of the inguinal region under the laparoscopy shald be mastered.

(2) The anatomic landmark of inguinal area under laparoscopy shald be mastered.

教学内容

一、从腹腔内观察的标志

二、两个间隙（腔镜手术操作之门）

三、避免打扰的两个三角与死冠

四、肌耻骨孔和腔镜下腹股沟区的缺损

五、腹横筋膜

Content

1. Landmark in abdominal cavity

2. Two spaces (the doorway of laparoscopic hernia repair)

3. The two triangles and the corona mortis which comnot be disturb.

4. Myopectineal orifice

5. Transverse fascia

思考题

Study questions

参考文献

Reference

一、从腹腔内观察的标志

腹腔镜的出现,改变了外科医生对腹股沟区观察的方向、角度和视野,也从根本上改变了手术的路径和修补的方式与方法。作为临床医生若要驾驭腹腔镜的疝修补技术,首先需要熟知掌握腹腔镜下的有关解剖。

1. 前下腹壁(腹膜及皱襞)

随腹腔镜,从脐部戳孔进入腹腔,将镜子转向前下方向观察:

可见在脐以下有5条纵行的腹膜皱襞或隆起,两侧对称,位于正中线的称为脐中韧带或称正中皱襞,它是胚胎时脐尿管所残留的痕迹,许多人可能退化得较为完全从膀胱底一直延伸到脐。在两侧为脐内侧韧带或称旁正中皱襞(注:称脐内侧韧带。因为其结构上与其他韧带差别太大,故命名为皱襞),是脐动脉退化残留的痕迹。脐内侧皱襞向上与正中皱襞在脐部汇合。再向外侧的皱襞称为脐外侧皱襞或血管皱襞,是腹壁下血管表面的腹膜隆起,但此皱襞大多并不明显,腹壁下血管常清楚可见(图4-1)。

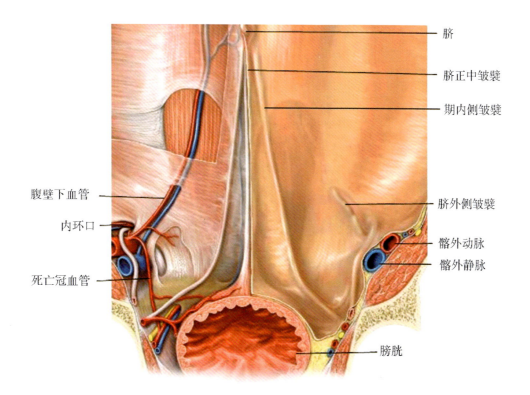

图4-1 腔镜视野下前下腹壁的腹膜及皱襞
Peritoneum and folds of anterior inferior abdominal wall under laparoscopic view

在脐外侧皱襞两侧有两个浅凹（窝）。外侧浅凹是斜疝的起始部即腹股沟管内环的部位。内侧浅凹位于脐内侧皱襞与脐外侧皱襞之间的区域，与直疝的形成相关。有时在正中皱襞与脐内侧皱襞之间，不一定可见浅凹，因为腹直肌及鞘膜使此区域加强，很少发生膀胱上疝（图4-2）。

2. 腹腔镜下可辨认的一些结构

（1）腹壁下血管：腹壁下血管通常来自于髂外血管，形成斜疝内环口的内界，该血管在12点钟位置向上向头端走行。在腹膜表面略呈蓝色，有时动脉搏动也十分清楚。多数情况下在其旁可见有伴行的静脉（图4-3）。

（2）输精管：该结构呈白色的条索状，从膀胱底部后方，由中间向外上走行，跨过Cooper韧带进入内环口。腹腔镜下的观察其进入内环口的位置，右侧多是在内环8点钟位置，左侧多在4点钟位置。

（3）精索血管：精索血管从侧方进入内环口，精索血管和输精管汇合后形成精索。透过后腹膜，精索中的蓝色血管常清晰可见。

（4）耻骨梳韧带：该韧带呈白色，比较坚韧，附着于耻骨上支后方，从外侧向正中走行，止于耻骨结节。腹腔镜下需要打开腹膜进入Retzius间隙才可见到。正是这束坚固的韧带，植入的网片（假体）才能被金属钉合器固定于此。

（5）髂耻束：为髂前上棘至耻骨结节之间的腹横筋膜增厚形成，与腹

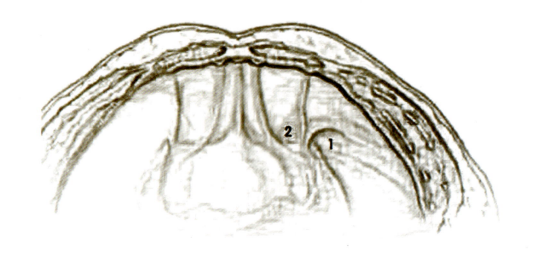

图4-2 脐外侧皱襞外侧有两个浅凹（窝）（图中1、2所示）
Two shallow dents on the lateral side of the lateral umbilical fold (marked by 1 and 2)

第四章 腹腔镜视野下腹股沟疝的解剖

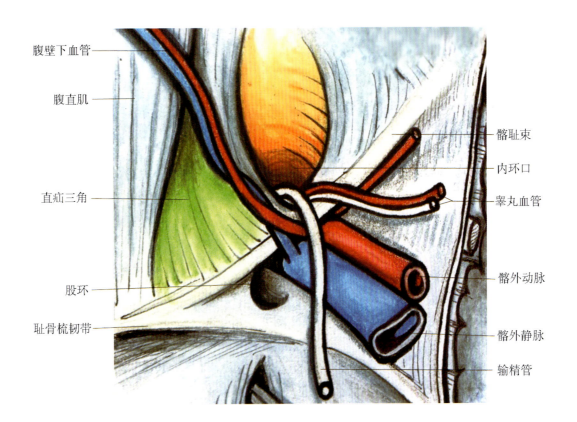

图 4-3 腹股沟区的血管及韧带
Blood vessels and ligaments in the groin

股沟韧带平行走行，但在其深面，即靠近腹腔内，有时腹腔镜下显示不清，或以为腹股沟韧带。髂耻束跨过股血管的前方形成内（深）环的下界，最后呈扇状散开止于 Cooper 韧带内侧部和耻骨结节。

（6）髂外血管：髂外血管走行于腰大肌内侧筋膜的上方，经髂耻束和腹股沟韧带后方，移行于股鞘内为股血管。

（7）内环口：内环口形状差异很大。没有斜疝的时候，内环口是一平面的，可以见到腹膜在此有白色增厚样结构，看起来就像是输精管、精索静脉的交汇点。如有小的斜疝，内环口呈浅浅的陷窝状；如果斜疝比较大，则内环口的形状可以呈宽而浅的半月状。

（8）Hesselbach 三角：又称为直疝三角，该三角位于脐内侧皱襞和脐外侧皱襞之间。由腹直肌外侧缘、腹壁下血管、髂耻束中段构成。

二、两个间隙（腔镜手术操作之门）

第一个间隙：Bogros 间隙

这里称为"两个间隙"是因为在前腹下壁后方存在两种名称不同的间隙。实际上，该区域有三个间隙，中间的是 Retzuis 间隙，左右外侧各一个 Bogros 间隙，又称腹股沟间隙。

腹腔镜仍保持在原来的视野，假设将腹膜和腹膜前除去，还将看到什么（图 4-4）？

Bogros 间隙（Bogros' space）是腹膜外间隙系统的一部分，外侧为髂筋膜，前方是腹横筋膜，后方是壁层腹膜。进入这一间隙的途径一般是从脐下腹直肌后方，向外下分离。从这一间隙很容易将腹壁与腹膜分开（图 4-5）。

提及这一间隙，还有一段历史。Bogros 间隙以法国医生 Bogros 的名字来命名，源自于 Bogros 在 1832 年的毕业论文课题。1832 年，那个年代还没有什么无菌术，若想开刀进肚子里（腹腔）是非常危险的，会常常被禁

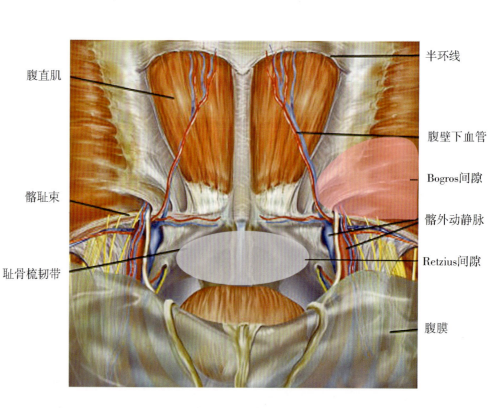

图 4-4　腔镜视野下的腹股沟区（去除了腹膜及腹膜前脂肪）
Inguinal anatomy under laparoscopic view (without peritoneal and preperitoneal fat)

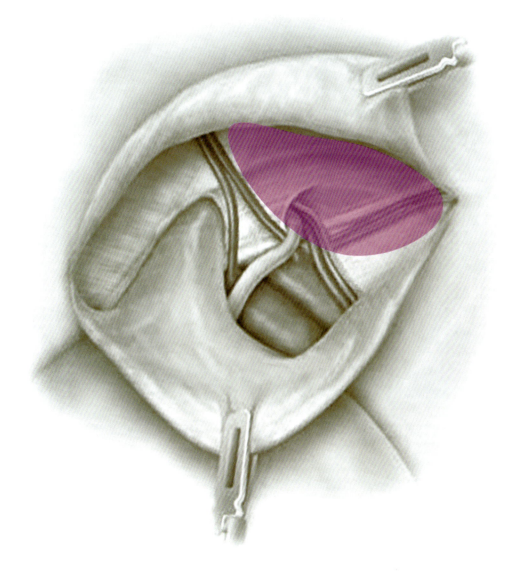

图 4-5 Bogros 间隙（图中粉红色所示）
The space of Bogros (the pink color)

止。因为，开刀进腹术后病人的腹膜炎常无法控制，最后会死于腹腔的感染。Bogros 当时的想法是不进腹腔，能否从腹膜外找一个进路，可以结扎控制子宫出血或结扎控制下肢血管出血，最后他找到了这个间隙，也成就了他的毕业论文。但临床上真正用到他这个间隙来止血的少之又少，后来又发现这一间隙与髂窝脓肿或女性盆腔脓肿的扩散有关。

今天对疝外科而言，Bogros 间隙的认识成了不可缺少的观念，它是后进路修补（Stoppa，Nyhus 的修补）和腹腔镜修补（TEP 及 TAPP）必经的通道或要分离的空间，也是放置补片的空间。

另一个间隙：Retzius 间隙

Retzius 间隙（Retzius'space）又称为耻骨后间隙或膀胱前间隙，这就说明了这个间隙的具体位置，这一间隙在腹直肌后方很容易到达。TEP 和 TAPP 手术都是利用这一间隙建立空间，放置补片的（图 4-6）。

Retzius 间隙的前界：耻骨联合、耻骨上支、闭孔内肌筋膜；后界：男性为膀胱和前列腺，女性为膀胱；两侧界：约为脐内侧皱襞投影部位；上界：壁腹膜折返至膀胱上面；下界：男性为盆膈和耻骨前列腺韧带（连结前列腺至耻骨联合下缘），女性为盆膈和耻骨膀胱韧带（连结膀胱颈至耻骨联合下缘）。

耻骨前列腺韧带或耻骨膀胱韧带成对，左右各一，两韧带之间有阴茎（或阴蒂）背深静脉通过，此间隙向上与腹前外侧壁的腹膜外筋膜相延续，间隙内充以疏松结缔组织，以利膀胱的功能活动。

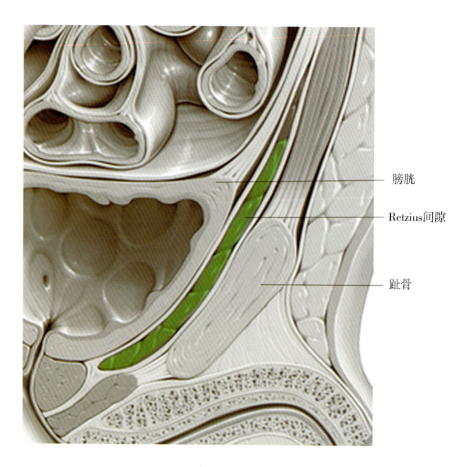

图 4-6 Retzius 间隙
The space of Retzius

Retzius 间隙除了对腹股沟疝以外还有其他临床意义：耻骨后间隙向上与腹前壁腹膜外筋膜相延续，临床上常将此间隙作为膀胱、前列腺和剖宫产手术的腹膜外入路，手术时不伤及腹膜。此外，外伤引起膀胱破裂时，尿液也外漏于此间隙内。

还要强调的是，人体只有一个 Retzius 间隙，位于正中，左右对称，但 Bogros 间隙分为左右两侧。

问题：这两个间隙之间有无明显的界限？

答：有的，即间隙韧带，从人体的生长发育角度来看，这两个间隙还是存在一定的运动，Retzius 间隙，在出生后，随着站立的改变，向下方下移，而 Bogros 间隙随着骨盆生长向两侧延伸。间隙韧带在做 TAPP 手术中，分离输精管时常常遇到（图 4-7）。

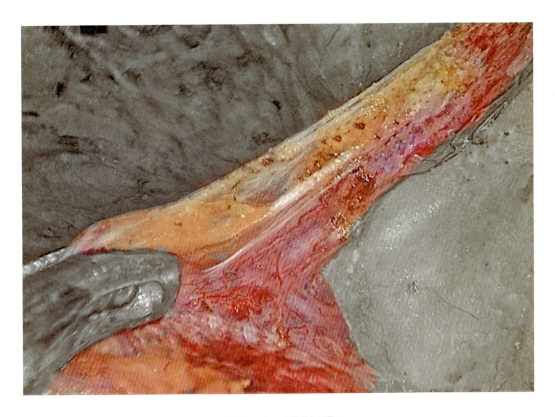

图 4-7　间隙韧带
Space ligament

三、避免打扰的两个三角与死冠

在上述的两个部分，我们分析和解剖了镜下观察到的腹膜内观和腹膜前间隙；在这一部分，我们再来看看在腹膜与腹横筋膜之间的间隙中存在的一些结构和解剖学标志。

1. Doom 三角（也称为危险三角）

　　危险三角这一名词，是专指在腹腔镜下所见的输精管和精索血管之间所形成的三角。之所以称为危险三角，其重要性在于髂外动脉、静脉在此三角中穿行，如果从腹腔内看，其表面还有腹膜和腹横筋膜覆盖。划定这个三角是为了避免手术伤及这些重要的结构，特别是在固定补片时不能在此三角中进行钉合的操作（图 4-8）。

2. 疼痛三角

　　疼痛三角位于危险三角的外侧，与其平行，但是一个倒三角，内侧边与危险三角的外侧边共边，即精索血管。外侧边没有明显的解剖标志，大约为转弯的侧腹膜。在此三角内有

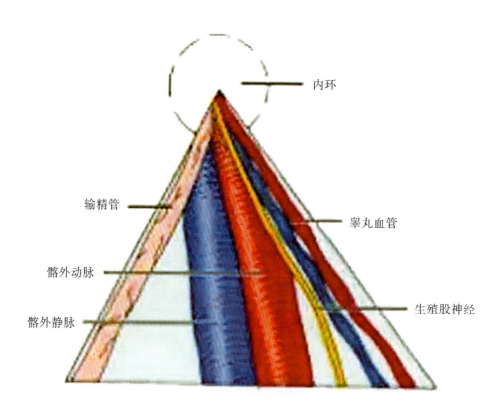

图 4-8　Doom 三角（三角的顶点为内环）
The triangle of Doom (inner ring on the top of triangle)

3-4条的神经穿行。划定这个三角的意义是告知你,在固定补片时不能在三角中进行钉合的操作(图4-9)。

3. 死冠

死冠(Corona mortis):是指髂内血管系统与髂外血管系统(通常见于腹壁下血管与闭孔血管)在跨耻骨处的交通支,形成一个血管的吻合环,由于位置较深,以往在开放手术中若损伤此血管环,常造成严重的出血,而且止血困难,可造成致死性的出血性休克,故称为死冠(图4-10)。

死冠血管可以是动脉,也可为静脉,且有较高的出现率。临床腔镜手术中常在向耻骨梳韧带打固定钉时导致损伤,有时游离嵌顿性股疝,在陷窝韧带内侧非直视下切开时也可造成损伤。因此,要避免损伤一定要看清。

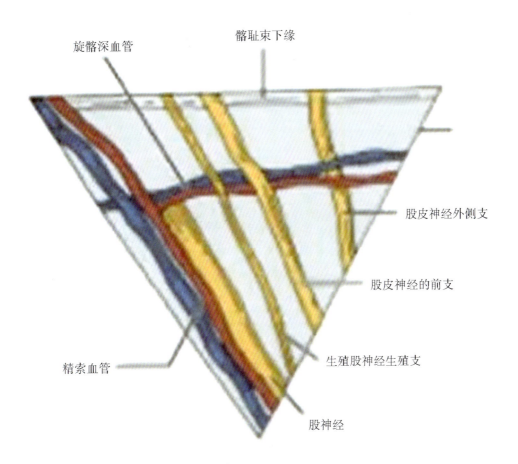

图4-9 疼痛三角
The triangle of pain

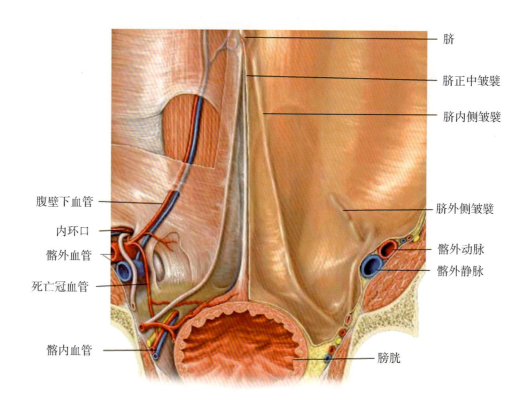

图 4-10 死冠
Corona mortis

四、肌耻骨孔和腔镜下腹股沟区的缺损

1. 肌耻骨孔（myopectineal orifice）又称 Fruchaud 孔，由法国学者 Herry Rene Fruchaud 在 1956 年首次描述并提出的。随后，法国的疝学家 Stoppa 根据此观点开创了巨大补片，加强内脏囊手术（Giant Prosthetic Reinforcement of the Visceral Sac, GPRVS），又称 Stoppa 手术。其实，腔镜下腹股沟疝修补，基本上都是按 Stoppa 手术原理进行的（图 4-11、图 4-12）。

肌耻骨孔近似四边形，有上、下、内、外 4 个边界。上界为腹前外侧壁的肌肉，包括腹外斜肌、腹内斜肌、腹横肌；下界为骨盆的骨性边缘，内侧为腹直肌，外侧为髂腰肌。

可以这样认为：肌耻骨孔内出现结构上的薄弱或缺损，是所有腹股沟区域发生疝的发源地，腔镜疝的修补，也是基于肌耻骨孔的修补，所以疗效非常可靠。

肌耻骨孔的外侧，由髂腰肌及其

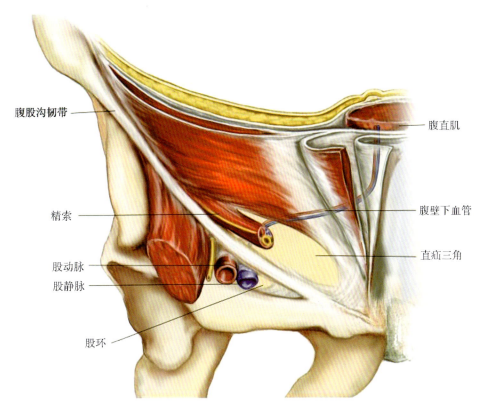

图 4-11 肌耻骨孔（前面观）
Myopectineal orifice (Front view)

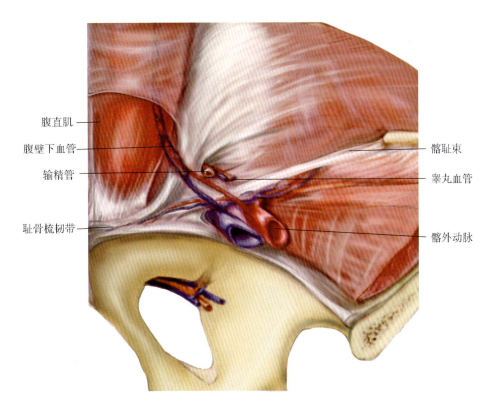

图 4-12 肌耻骨孔（后面观）
Myopectineal orifice (Posterior view)

增厚的腱膜和覆盖股神经的髂筋膜构成，覆盖髂肌的髂筋膜出了盆腔后，内侧增厚形成髂耻弓。该弓外侧连于髂前上棘，内侧达髂耻隆突。它是腹股沟外侧结构的总结合点：腹外斜肌腱膜的附着点，腹内斜肌部分纤维的起点，腹横肌、髂耻束的外侧着点。

肌耻骨孔被腹股沟韧带分为上下两部分。上方腹股沟水平处为精索（或子宫圆韧带）的通道，下方是股神经、股血管和股管通道。肌耻骨孔是由腹横筋膜封闭的，腹横筋膜外翻包绕此区域的精索或神经血管鞘。

肌耻骨孔的概念是腔镜疝修补以及开放后入路修补（Stoppa、Nyhus等术式）的基础。可以说，后入路的疝修补就是基于肌耻骨孔的修补，而淡化了腹横筋膜的修补。只要有足够大的网片，就能把该区域所有的疝（直疝、斜疝、股疝及耻骨上疝）一并修补。

2. 腔镜下腹股沟区缺损的表现

临床上腹股沟疝就是表现为腹股沟区出现包块，但腹腔镜可从腹腔内观察，对腹股沟疝的发生部位和诊断更明确。

（1）斜疝：疝环位于腹壁下血管外侧，腹股沟韧带上方。

（2）直疝：疝环位于直疝三角内。

（3）股疝：疝环位于股环。

（4）耻骨上疝：是腔镜下新发现疝的类型，可能在开放手术中以为是直疝。但腔镜观察，作为原发疝，耻骨上疝的疝环不是位于直疝三角，而是在直疝三角的内侧，耻骨的上方。

注：直疝三角，又称为Hesselbach三角，外侧边是腹壁下动脉，内侧边是腹直肌外侧边缘，底边为腹股沟韧带。

五、腹横筋膜

腹横筋膜在腹股沟疝外科的重要性，已无需再强调，因为在外科史上，凡对腹横筋膜进行修补的手术都是成功的手术，如Shouldise手术、McVay手术等。

腹横筋膜是腹横肌固有筋膜，是全身深筋膜的一部分，后方与胸腰筋膜前层延续，下方与髂筋膜、盆筋膜延续，上方与膈肌下面的薄膜延续。

腹横筋膜最早是由解剖学家Cooper在1844年提出的一个腹壁上的解剖层次和结构。Cooper可称为当时最伟大的外科学家、解剖学家,他是在血管外科、病理学、解剖学及疝外科都有杰出贡献的英国人,全名叫 Astley Paston Cooper(1768—1841)(图4-13)。

对于腹横筋膜(Transversalis fascia),从发现至今,100多年来争论一点都没有停止过,世界上可能找不到第二个这样的解剖结构或层次不断地被人发现、又被人否定,又再重新发现、又再从新定义。腹横筋膜这一认识过程完全可以做小说的题材,写几篇历史传记。

1804年Cooper写道:"在腹壁肌后方,一薄层筋膜自股浅弓(腹股沟韧带)向上延伸,作为腹壁肌腱膜的衬里。这一筋膜留下一个开口,在男性容纳精索通过,在女性容纳子宫圆韧带通过。"当时,Cooper仍未正式使用"腹横筋膜"这一命名。直到1844年,他在解剖学教科书上对腹横筋膜的最初定义做了一些修改:"在腹内斜肌和腹横肌下缘结合部以下,可发现一层筋膜插入肌层和腹膜之间,精索血管经其自腹部出现。现将这层筋膜命名为'腹横筋膜',其密

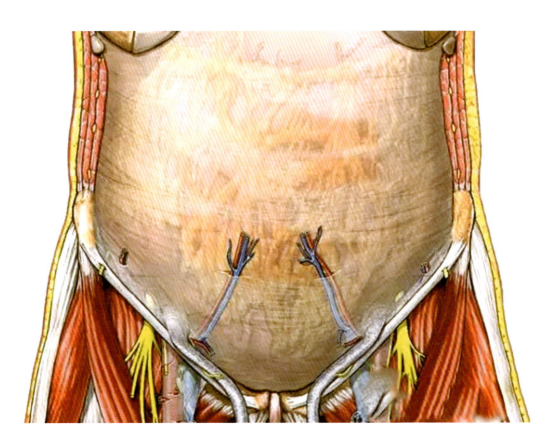

图4-13 腹横筋膜
The transverse fascia

度在不同部位有所变化，在靠近髂骨部其强壮和坚韧，在靠近耻骨区其薄弱和富含细胞。"Cooper 认为腹横筋膜由两层构成，外层较为坚韧，与腹股沟韧带相连。

此后，不少学者赞同 Cooper 对腹横筋膜的看法，Mackay 和 Lytle 支持腹横筋膜由双层组成。其中，Mackay 对腹横筋膜做过如此描述：

"在腹直肌外缘的外侧部，腹横肌腱膜和部分腹内斜肌腱膜融合，并在腹直肌后方向内下走向腹白线。在腹直肌后鞘弓状线以下，腹横筋膜清晰可见并容易与之分离。"Lytle 描述腹股沟管的后壁由两层组成，就是较浅的腹横肌层和较深的腹横筋膜层。他同时提出在腹股沟区除内、外环外还存在另一环口，称作"中间环"（middle inguinal ring）。

现在看来腹横筋膜确实为两层的结构，而且有两个口，一个在腹股沟韧带的上方即内环，另一个是在腹股沟韧带的下方，即股血管鞘和股环的开口，如图 4-14 所示。

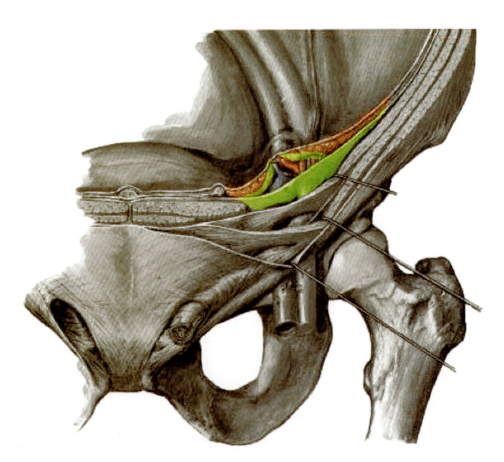

图 4-14 两层腹横筋膜包绕腹壁下血管（绿色标示）
Two layers of transverse fascia wrapped around abdominal wall (marked by green color)

对于腹横筋膜认识上的差异，可能是研究对象不同所致，有人用被福尔马林固定后的标本做研究，而有人是用新鲜标本。

两层的腹横筋膜分别在腹壁下血管的前后，从图4-14可以看出。

腹横筋膜在精索穿出腹壁时变成了精索内筋膜，如果为斜疝，其疝囊就是在精索内筋膜内，因此，开放手术中要先游离好精索，精索的游离若要完整，一定要将精索内筋膜完整地游离出来。在图4-14中可见精索内筋膜包绕着精索。

当然，对腹横筋膜分几层的争议从来没有停止过。也有很多专家认为，腹横筋膜只有一层。我们在开放疝修补手术中见到的腹壁下血管前面那层是真正的腹横筋膜，深层的膜性组织是腹膜前筋膜。早在1940年，解剖学家Anson和McVay就提出腹横筋膜只有一层。后来随着腔镜技术的发展，美国Arregui医生也证实，腹横筋膜的两层结构其实是存在不同的血供来源。如果在腔镜下做TAPP，切开壁层腹膜后，首先到达的是腹膜前筋膜。其中腹壁下血管是一个标志性的结构，其深层是腹膜前筋膜包绕，浅层是腹横筋膜。在弓状线以下，腹壁下血管是位于腹横筋膜与腹膜前筋膜之间走行的。

其实，腹横筋膜到底有几层并不重要，关键有两点：①目前所使用的腹腔镜（分辨率1920×1080P，2K）的视野是否已经可充分地辨认清楚两层的腹横筋膜，若还不能，等到4K的镜子出现，解决这个问题更可靠些。②腹横筋膜到底分几层，其实要从组织胚胎学上去找答案，如果说对腹横筋膜有新发现、新认识，只有胚胎学研究才能说清楚问题的实质与根源。

实际上在腹膜前这个区域进行分离与解剖，还有一些问题有待于外科医生在腔镜下去弄清搞明的，如输精管是否有鞘膜？输精管与间隙韧带的关系？膀胱、前列腺的血运层面与腹腔镜腹膜前进行分离与解剖的层面之间关系等，还有待于我们外科医生去讨论去研究。

思 考 题

（1）为什么说腹腔镜疝修补是基于肌耻骨孔的修补？
（2）耻骨膀胱前间隙和腹股沟间隙是同一层次吗？
（3）死冠血管是哪些血管的交通支？
（4）肌耻骨孔的边界是什么？
（5）腹横筋膜的衍生物都有哪些结构？
（6）新观点耻骨上疝、股疝属于腹股沟疝吗？为什么？
（7）如何简化腔镜下的解剖，如何细化腔镜下的解剖？

参 考 文 献

[1] McClusky DA 3rd, Mirilas P, Zoras O, et al. Groin hernia：anatomical and surgical history. Arch Surg, 2006, 141（10）：1035－42.

[2] Nyhus L M. The posterior（preperitoneal）approach and iliopubic tract repair of inguinal and femoral hernias-an update [J]. Hernia, 2003, 7（2）：63－67.

[3] Robert E, Condon. Reassessment of groin anatomy during the evolution of preperitoneal hernia repair [M]. The American Journal of Surgery, 1996.

[4] Spaw A T, Ennis B W, Spaw L P. Laparoscopic hernia repair：the anatomicbasis. Journal of Laparoendoscopic Surgery [J]. 1991, 11（5）：269－277.

[5] Memon M A, Quinn T H, Cahill D R. Transversalis fascia：historical aspects and its place in contemporary inguinal herniorrhaphy. Journal of laparoendoscopic & advanced surgical techniques [J]. 1999, 9（3）：267－272.

[6] 陈双. 腹股沟疝外科学 [M]. 广州：中山大学出版社, 2007.

（李英儒　江志鹏　周太成　马　宁　侯泽辉　陈　双）

第五章 模拟器上的训练

Chapter 5

Training on Simulator

提 要

"只能意会,无法言谈",或许这是一种境界,或许只是一种体验。

对技能(skill)的体验有时就是处于这种状态。为了减少学习的成本,增加对技能的体验,许多刻意的训练项目都使用了模拟器,如航空、航天、航海,当然也包括医学的腹腔镜。腹腔镜模拟器有多种多样,最简单的是一个盒子加上一个摄像头,也有较复杂的,以编程软件虚拟场景的,但目的都是为增加学习者的体验,腹腔镜的技能大多是通过体验才能领悟的。本章描述了如何在模拟器上进行一些腔镜基本操作技能的训练。

学术观点

学习技能需要实际操作,需要体验,需要导师指点,需要反馈和自我纠正。

Concept

Learning skills needs practice, experience, and mentor's advice, as well as feedback and self-correcting.

教学目的

（1）通过本课程的学习与自我练习，达到可以在腔镜视野下抓持、分离、传递和缝合基本技能的规范操作和熟练进行，按照操作的各项评分合格（每练习单元设立考核标准）。

（2）培训疝外科医师腔镜腹股沟疝手术操作的基本技能，疝囊分离、腹膜缝合、单手缝合等技巧。

Teaching Purpose

（1）Through learning of this course and practice, student can handle grasping, separation, transfer and stitching under lapaosoopy as wen as operation of basic skills, according to the grading of each operation (each practice unit set up evaluation standard).

（2）To train hernia surgeon's basic skills of inguinal hernial surgery, includig separation of hernia sac, peritoneal sutures, single hand suture.

教学内容

一、"刻意训练"和两条"军规"

二、手持器械的动作与运动

三、两手间的相互配合

1. 传递

2. 分离

四、强化基本操作

1. 打结

2. 套扎

3. 缝合

五、腔镜疝的操作训练

1. 腹膜缝合

2. 单手缝合

Content

1. Deliberate Practice and two "military rules"

2. hovemanl of hands and instrumcats

3. Cooperation between left and righthard: passing and separmtion

4. Reinforcement of basic operations: knot, Tie and suture

5. Operation training of laparoscopic hernia: peritonenl suture and suture with single hand

思考题

Study questions

参考文献

Reference

一、"刻意训练"和两条"军规"

在开始本章"模拟器上的训练"之前，我们先谈一谈什么是刻意训练？刻意训练就是为了发展某项技能或某些相互关联的技能而产生"刻意"的有时程序的训练。

（1）要求学员持续不断地挑战那些刚好不会，但又可以达到具体操作动作。

（2）含有可知的特定目标，或分阶段的目标。

（3）建立有竞争性友好的环境，激发受训者的自我潜力。

（4）训练过程含有反馈，有导师的指导，纠正和自我的调整。

（5）构建或修改那些过去自我已经获取的技能，随着训练时间程序，这种在技能上逐步地改进而最终产生卓越的表现。

以上原则就是编写本教材和举办学习班的初衷。

希望通过模拟器营造一个"刻意训练"环境，通过一系列的课程设计和安排，学员们在老师的指导下能在较短的时间内提高实际的操作水平。

什么样的模拟器最好，现在还很难断定，从价值几百万的仿真软件到几千元的能带回家的（take home）训练箱。关键是方便、符合临床（如从30°镜头的角度），这样才能达到实际效果。

本次学习班，我们以智能手机和平板电脑为基础。专门设计和生产了一款"手机平板腹腔镜模拟训练仪"，每位学员可以带回去，从而可以更多、更方便地练习，将"刻意训练"做得更好，更体验实效（图5-1）。

两条"军规"是关系到腹腔镜手术的安全性问题，腹腔镜手术的安全性，既关系到手术病人，也关系到手术医生，如何强调也不过分。

（1）第一条规定：器械的进出有镜头追随。

模拟器上的训练是为了实战时更安全更有效率。从现在开始，要求学员学习腔镜，以后做腔镜医生一定要养成一习惯：从观察孔看着两个操作孔的器械进出。就像战士参加实弹射击一样，在靶场教练首先要求的是：装弹与递枪一定要枪口朝向地面，这是"军规"，与生命安全有关。

（2）第二条规定：注意抓与持的力度。

腔镜下手术器械取代了手的功

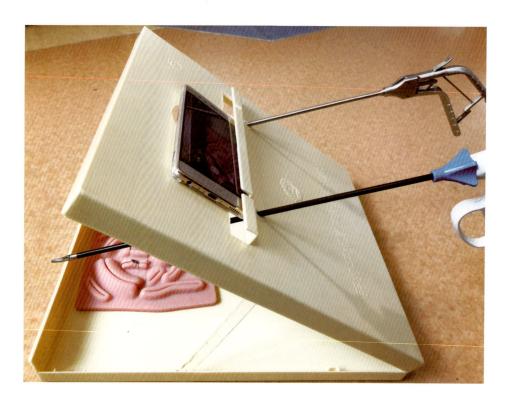

图 5-1 手机平板腹腔镜模拟训练仪
Laparoscopic traimiy simulator under uobice phone

能，但器械没有手的触觉。为了评估器械抓持的感觉，首先要将在模拟器上使用的钳，抓住自己的手指，感受一下钳子的抓力。学员要感觉到抓住的力度大小，因为，腔镜抓持的是病人的肠管或腹膜、精索血管、输精管等，力度过大可能造成损伤，这与第一条规定下的安全同样重要。

二、手持器械的动作与运动

1. 手术台的高度

原则：高度为肘关节+拳头，这样比较符合人体工程力学。而这个时候，对于一个172 cm的术者来说，手术台或模拟器距离地面高度距离约为113 cm（图5-2至图5-4）。

第五章 模拟器上的训练

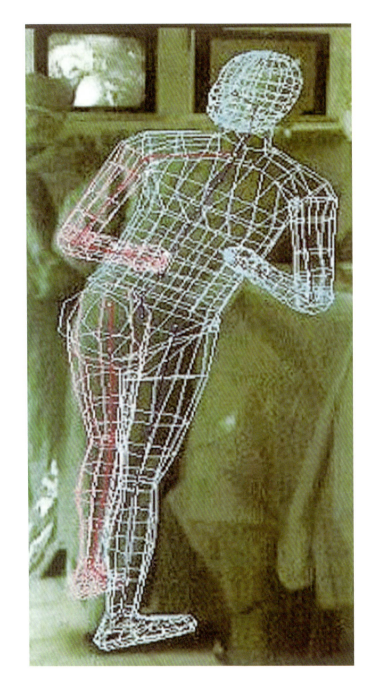

图 5-2 不正确的手术姿势
Incorrect surgical position

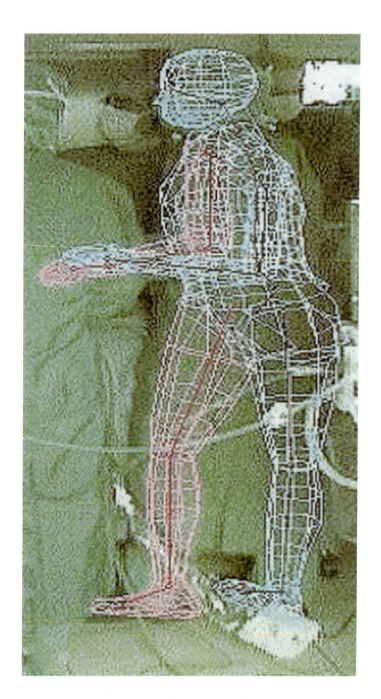

图 5-3 合理的手术姿势
Proper surgical position

第五章 模拟器上的训练

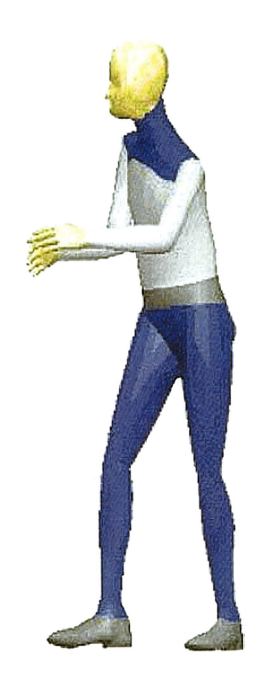

图 5-4 体外模拟合理手术姿势
Proper surgical position in vitro simulation

2. 肩和肘的活动

开放视野下的手术，患者切口大，器械摆放和活动的范围大，上肢的动作相对简单；而腔镜视野下手术却截然不同，腔镜器械只能通过进退、摆动、旋转等少数几个动作完成手术的操作，对上肢肩和肘部的活动要求很高。而肩、肘关节的活动与器械尖端的准确性密切相关，同时也与术者操作后的疲劳程度、职业损伤有关。腔镜操作下，合理的肩关节活动范围为轻度外展（20°）、内旋（40°）；合理的肘关节活动范围为伸展范围（90～120°）、轻度背伸（10°）（图5-5）。

3. 手持器械的运动轨迹

同样，因为开放与腔镜视野下操作的不同，腔镜器械还需要用进退、摆动、旋转等一些动作完成手术的操作，对手腕的活动要求也很高（图5-6）。

分离的时候，抓持分离钳动作更精准，缝合时掌握针持的动作，这两种情况下手腕的活动符合人体工程学的要求（图5-7、图5-8）。

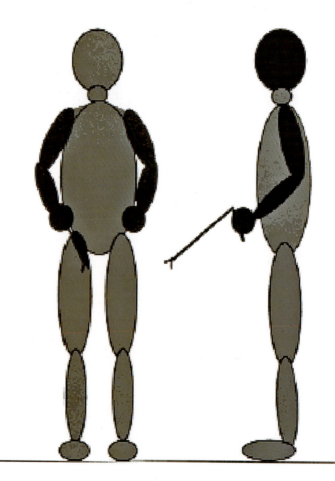

图5-5　腔镜操作下的肩、肘关节合理活动角度
Proper movement of shoulder and elbow under laparoscopy

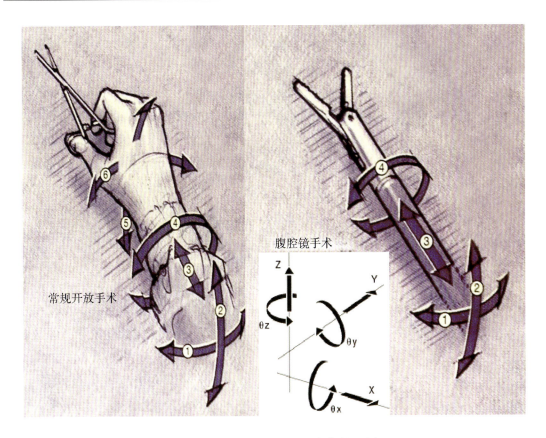

图 5-6 开放与腔镜下动作的不同
Difference between open and laparoscopy in movements

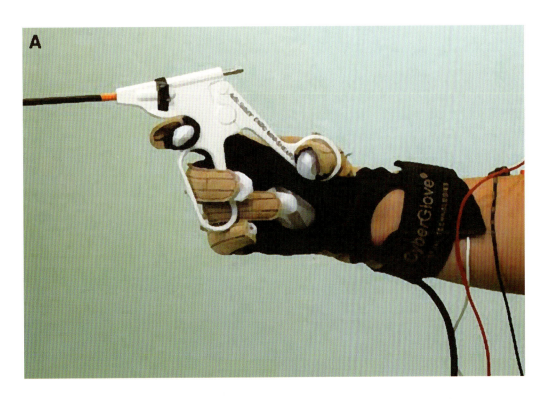

图 5-7 分离钳的抓持
Grasp of forceps

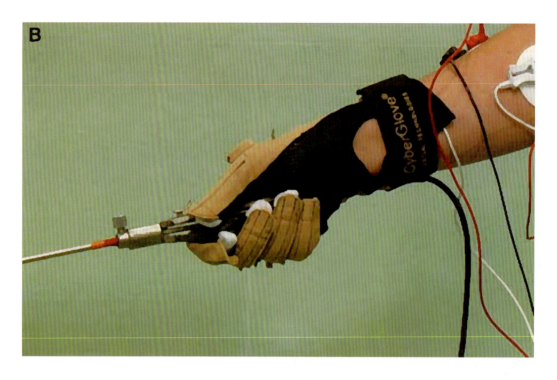

图 5-8 针持的掌握
Hold of needle-holder

4. 器械体内/体外比

腹腔镜器械尖端旋转半径和手动半径一致，但水平和上下方向的运动半径，将随着器械进入腹腔的深度增加而手肘的活动度减少。器械体内/体外比率小于 1 时，分离、打结、缝合的动作效率都很低，并且需要更多的颈部、手部动作（图 5-9）。

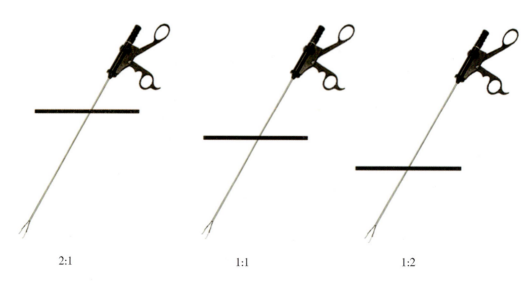

2:1　　　　　　　　　1:1　　　　　　　　　1:2

图 5-9　器械体内/体外比率大于 1，动作最高效
The most effective movement of instrument when ratio of in vivo vs in vitro is larger than 1∶1

三、两手间的相互配合

1. 传递

(1) 传递—传豆子（图 5-10 至图 5-12）。

A. 简介：通过抓持、传递、定位等动作要求，达到训练手眼配合、双手配合的目的。使用抓钳从起始容器

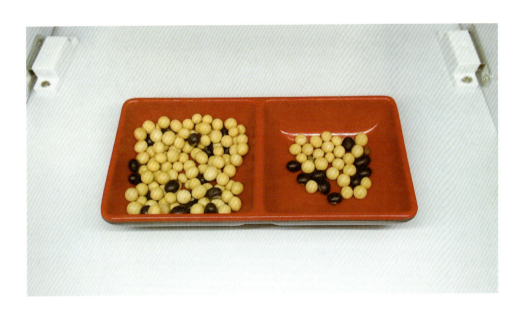

图 5-10　传豆子（1）
Pass beans

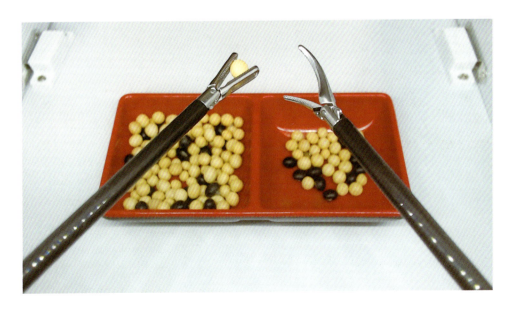

图 5-11　传豆子（2）
Sepernse black beans and yellow bens by passing from left hanel to right hand

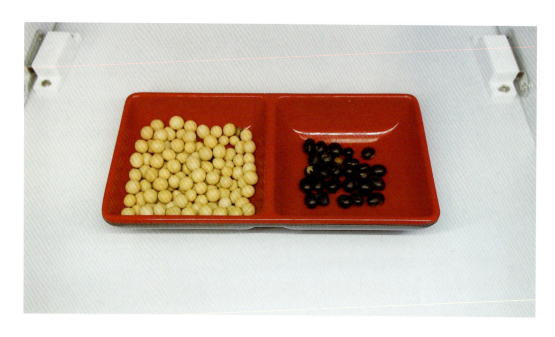

图 5-12 传递分离完毕
Finish the passing and seperation

中抓持提起一个豆子，离开容器后与另一器械进行传递，之后放置到目标容器中。

B. 操作要求：起始容器（内有豆子 30 枚），单手抓持并提起豆子，空中双手传递，稳定地放置到目标容器中。出现掉落，需返回原位，重新开始。

（2）传递—缝针。

A. 简介：通过抓持、传递、定位等动作要求，达到左手交右手，右手交左手的要求。

B. 操作要求：右手将缝针通过 trocar 置入模拟器视野内，并将缝针交给左手，左手抓钳抓住缝针前 1/3；右手抓住缝线，并进行旋转，将针旋转至适合角度后，左手固定好缝针；右手抓住针的后 1/3，即为调针完毕（图 5-13 至图 5-15）。

2. 分离

剥橘子、番茄、葡萄（图 5-16、图 5-17）。

A. 简介：通过抓持、分离等动作要求，达到训练双手精细操作的目的。使用分离钳以最小程度损伤果肉的操作方式将外皮剥离。

B. 操作要求：将橘子/番茄/葡萄全部按要求完成操作，抓钳辅助固定，用分离钳顺应橘子曲面和层次进行分离，直至将整个果皮剥离。

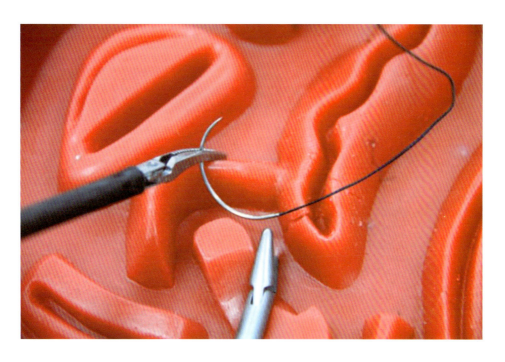

图 5-13 传接针（1）
Pass and grasp the needle

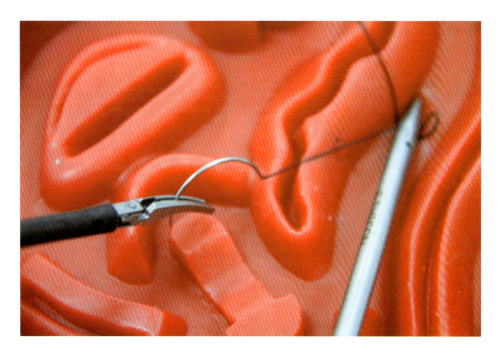

图 5-14 传接针（2）
Pass and grasp the needle

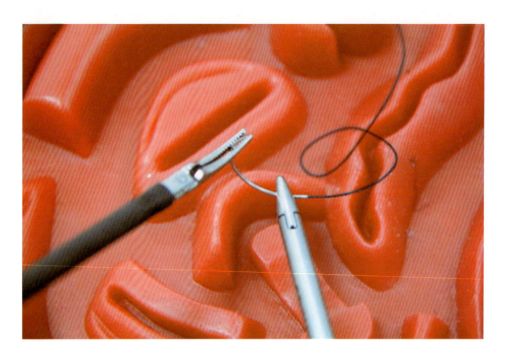

图 5-15 传接针（3）
Pass and grasp the needle

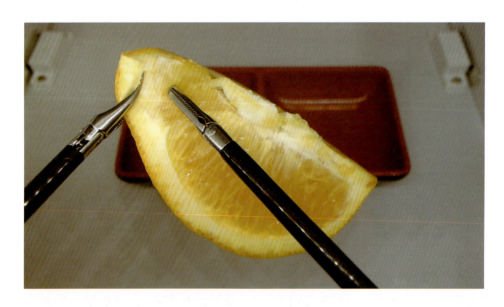

图 5-16 分离橘子皮（1）
Separate orange peel

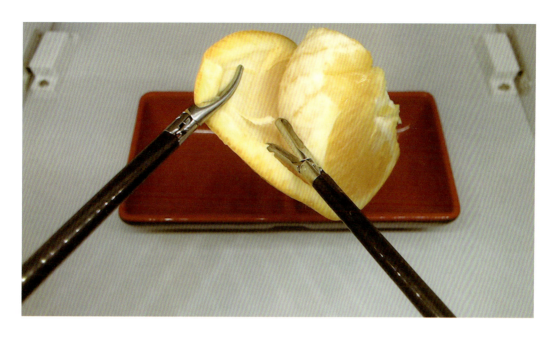

图 5-17 分离橘子皮（2）
Separate orange peel throryh cooperaion of two hands

四、强化基本操作

1. 打结（图 5-18 至图 5-20）

（1）将一条缝线（长度为 10～15 cm）放入模拟器中。注意：过长或过短的线都会使得在模拟器或腔镜视野下的双手操作器械，特别是绕线变得复杂和困难。

若是缝针带线，如何放入穿孔器（trocar）？一般将缝针拉成雪橇状（与 trocar 直径相等即可），线长度控制在 15 cm 左右，将线反折，针持夹持在反折线的前 1/3 处，可经 trocar 放入模拟器中（或体内）。针缝过组织后，线尾最好留得较短（2 cm），并置于欲成结附近，容易抓持到的地方。

（2）打结从绕线开始，第一个结最好能将线绕两圈，即类似传统的外科结。这样打第一个结后，成结后不易松开。

（3）左手拉着带针的一端（长线的一端）再次绕线，绕过一圈后，打第二个结。第三个结要向反方向绕线打成方结。

注意：腹腔镜下绕线的难度往往源于器械与腔镜的角度。以垂直于持针器轴方向抓持缝针末端可以改进角度，有利于绕线。将镜头换个戳卡置入也可能会有所帮助。带角度的镜头以及三维视频腹腔镜技术，可以改善

第五章　模拟器上的训练

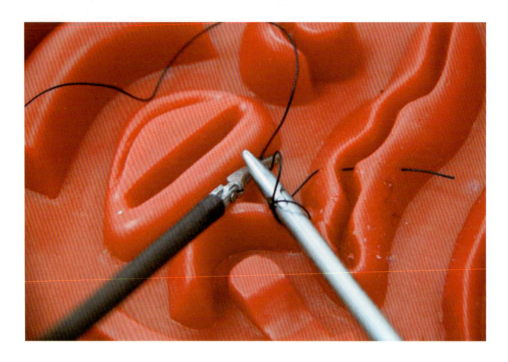

图 5-18　腔镜下平结（1）
Flat knot under laparoscopy：uakiy 1st doble loop with needle holder and qraspiy terminus of suture

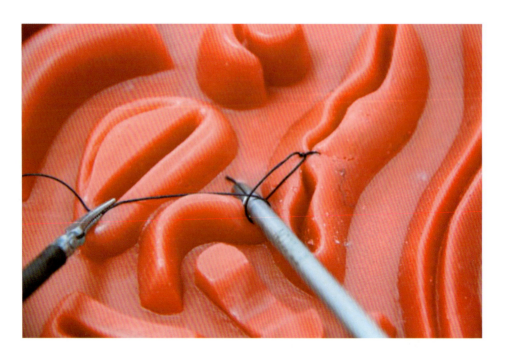

图 5-19　腔镜下平结（2）
Flat knot under laparoscopy：uakiy 2rd single loop and graspiy terminus of suture with needle holder

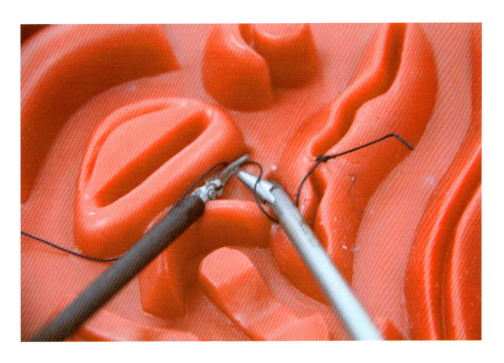

图 5-20 腔镜下平结（3）
Flat knot under laparoscopy: the 3rd single loop

视野和方向感。记住，改变线的长度、使用弯曲辅助抓钳器械、合适的戳卡位置规划都有利于模拟器内（体内）的打结。

A. 简介：在硅胶制作的伤口训练模块上练习打结的基本技巧。

B. 操作要求：用持针器进行绕线打结，需要一个标准外科结加一个单结。短时间内打尽量多的结。

2. 套扎（图5-21至图5-25）

A. 简介：在塑胶制作的疝囊训练模型上练习疝囊套扎的基本技巧。

B. 操作要求：将塑胶制作的疝囊模型按要求完成套扎，左手抓住疝囊模型顶端，右手持预制结套扎。将疝囊模型完全缝合套扎、横断。

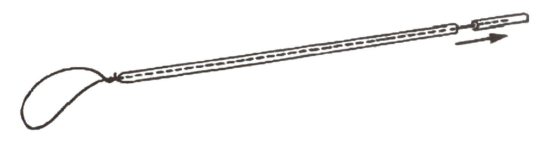

图 5-21 腔镜下套扎
Loop ligature under laparoscopy

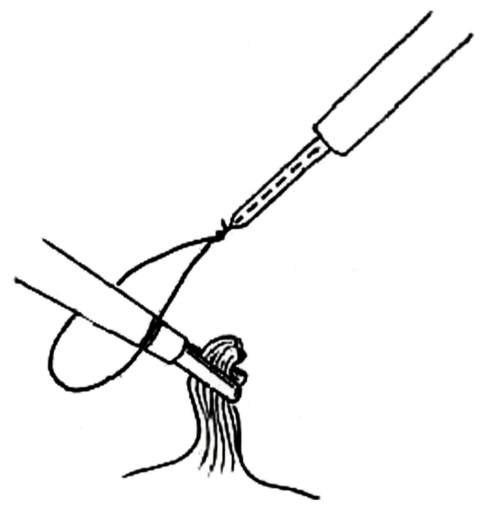

图 5-22　腔镜下套扎（1）

Loop ligature under laparoscopy: graspe heria sal with left hand, loope with right hand

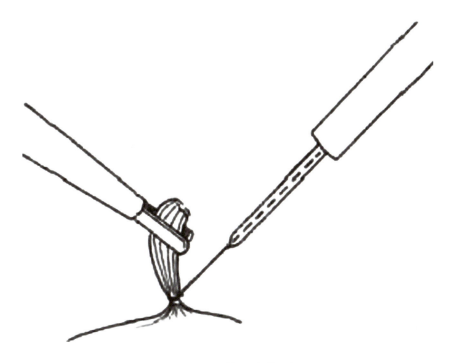

图 5-23　腔镜下套扎（2）
Loop ligature at the bottom of sac

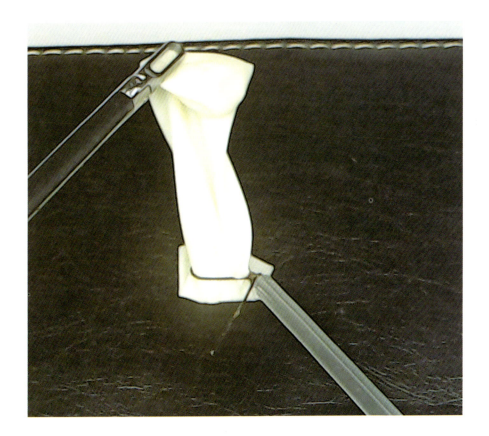

图 5-24　腔镜下套扎（3）
Loop ligature under laparoscopy on trainning simulator

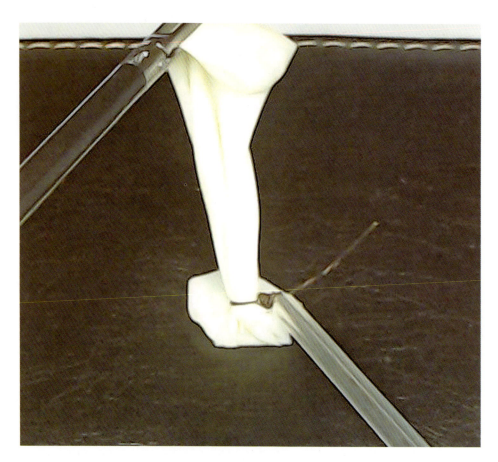

图 5-25 腔镜下套扎（4）
Loop ligature at the bootom of sac under trainniy simulatok

3. 缝合

（1）分离钳夹持针尖 1/3 处（图 5-26）。

（2）旋转分离钳，拉线尾，调整针的位置，方便持针器抓持（图 5-27）。

（3）持针器抓持针尾 1/3 处，使针与持针器保持垂直（图 5-28）。

（4）垂直于伤口进针（图 5-29）。

（5）旋转持针器出针，保持出针点与进针点对称（图 5-30）。

（6）保留适宜的线尾长度（图 5-31）。

A. 简介：在硅胶制作的伤口训练模块上练习缝合的基本技巧。

B. 操作要求：

a. 缝针抓持和调整：用分离钳抓起缝针的前 1/3，用持针器拉住线尾调整角度，转动分离钳使针尖朝上，再拉动线尾使持针的角度合适，再用持针器夹持缝针的后 1/3 处。若不是合适的部位和角度，再用分离钳配合进行调整。

b. 缝合：用分离钳配合，垂直进针和出针，伤口两侧边距一致。

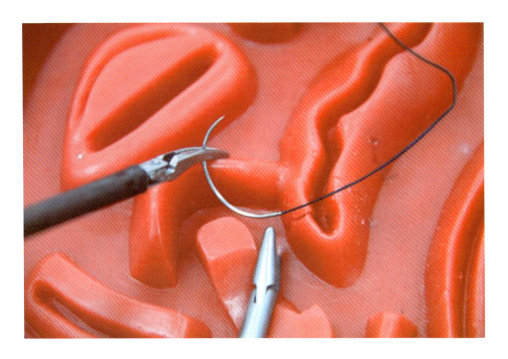

图 5-26 腔镜下缝合（1）
Suture under laparoscopy: hold needle tip with left harol by forcep

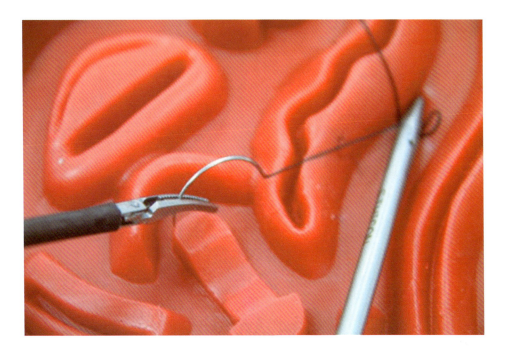

图 5-27 腔镜下缝合（2）
Suture under laparoscopy: adjust the necdle with heedle holder by turn suture

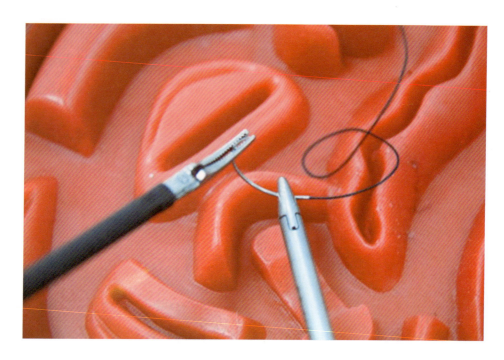

图 5-28 腔镜下缝合（3）
Suture under laparoscopy: hold the needle with holder atter correct adjustment

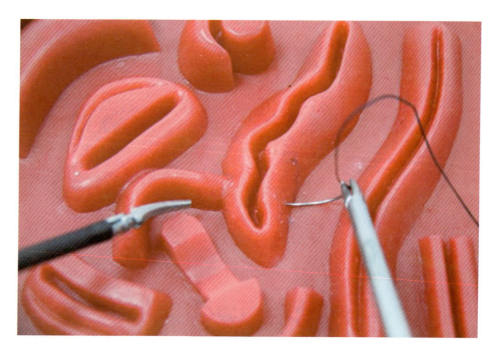

图 5-29 腔镜下缝合（4）
Suture under laparoscopy: insertion of needle

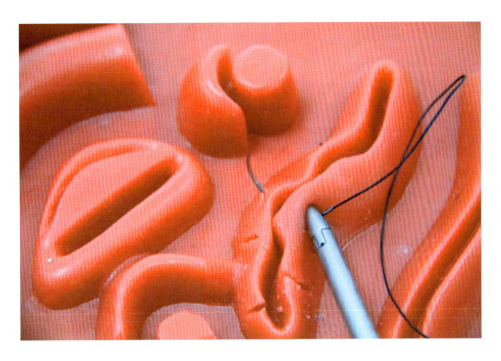

图 5-30 腔镜下缝合（5）
Suture under laparoscopy: withdraw the needle tip

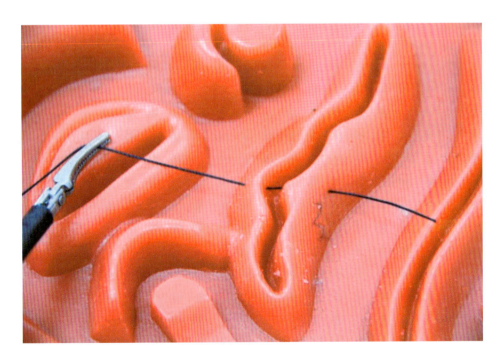

图 5-31 腔镜下缝合（6）
Suture under laparoscopy: leare proper length of suture terminus

五、腔镜疝的操作训练

1. 腹膜缝合（图 5-32 至图 5-37）

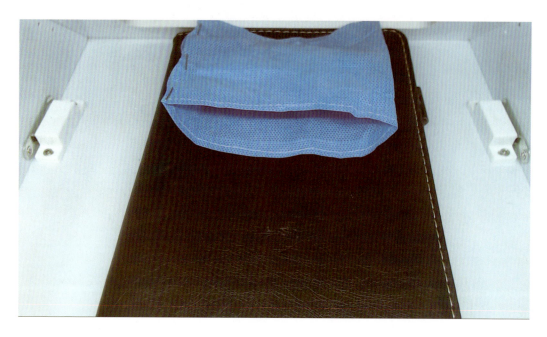

图 5-32　模拟腔镜下腹膜缝合（1）
Simulation of suture of peritoneum under laparoscopy: with straight-needle and three tail suture

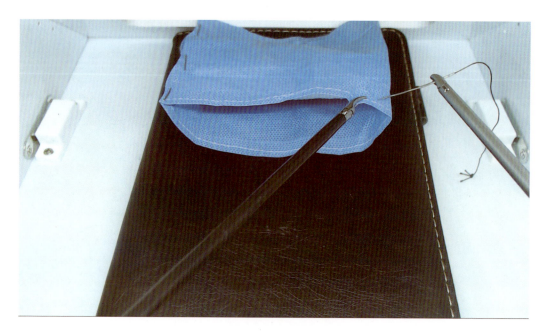

图 5-33　模拟腔镜下腹膜缝合（2）
Simulation of suture of peritoneum under laparoscopy: insertion of straight needle

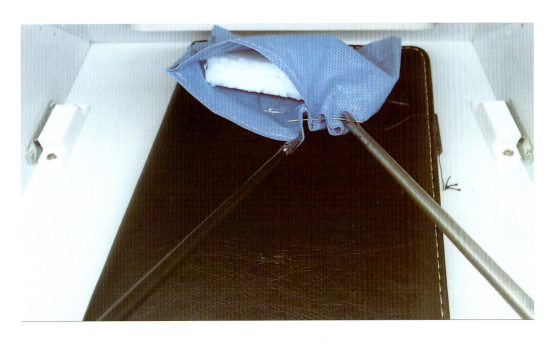

图 5-34 模拟腔镜下腹膜缝合（3）
Simulation of suture of peritoneum under laparoscopy: continuous snture with straight needle

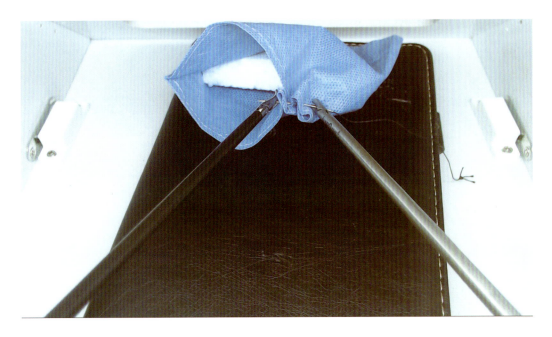

图 5-35 模拟腔镜下腹膜缝合（4）
Simulation of suture of peritoneum under laparoscopy: graspe needle trp with forcep by left hand

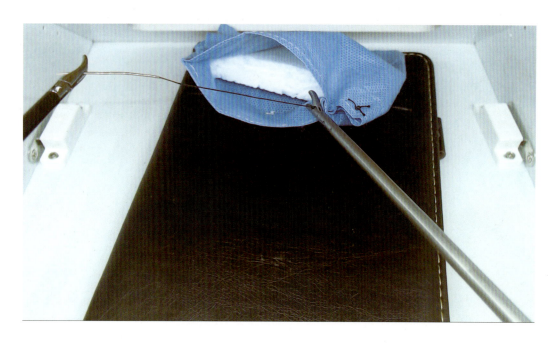

图 5-36 模拟腔镜下腹膜缝合（5）
Simulation of suture of peritoneum under laparoscopy: pull the suture tightly

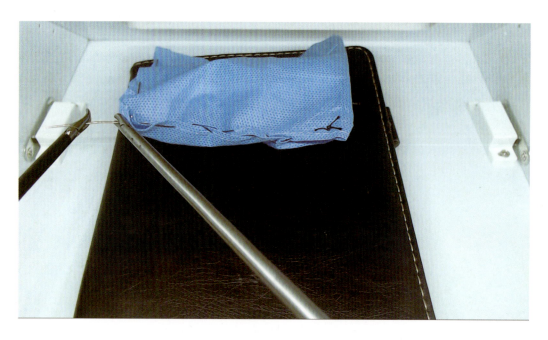

图 5-37 模拟腔镜下腹膜缝合（6）
Simulation of suture of peritoneum under laparoscopy: finist of suture

A. 简介：通过抓持、缝合等动作，达到模拟训练双手精细配合缝合TAPP腹膜切口操作的目的。使用抓钳、持针器、直针三尾线等器械，以最快操作方式将模拟切口进行缝合。

B. 操作要求：将纸质模拟腹膜切口按要求完成缝合，右手持针器固定直针三尾线，左手抓起无纺布模拟腹膜上下缘，与右手进行配合。将无纺布模拟腹膜切口完全缝合、打结。

2. 单手缝合（图5-38至图5-42）

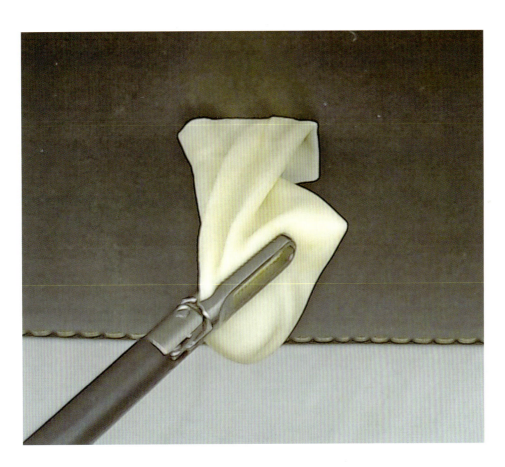

图5-38　模拟腔镜下单手缝合（1）

Simulation of suture with one hand under laparoscopy

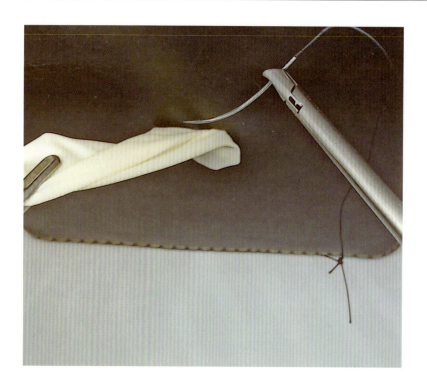

图 5-39 模拟腔镜下单手缝合（2）
Simulation of suture with one hand under laparoscopy: suture with ski-needle three-tail suture by right hand

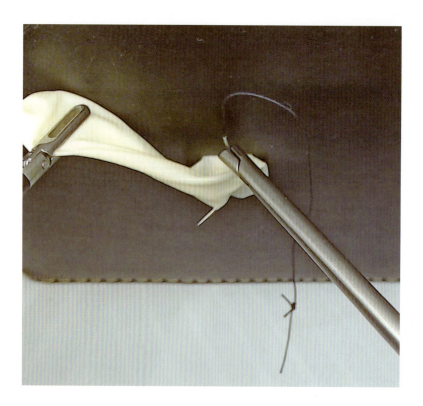

图 5-40 模拟腔镜下单手缝合（3）
Simulation of suture with one hand under laparoscopy: insertion of ski-needle on longitudinal direation at the buttom of sac

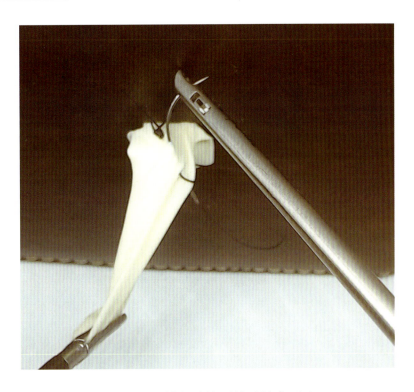

图 5-41　模拟腔镜下单手缝合（4）

Simulation of suture with one hand under laparoscopy: with drow of the needle by right hand

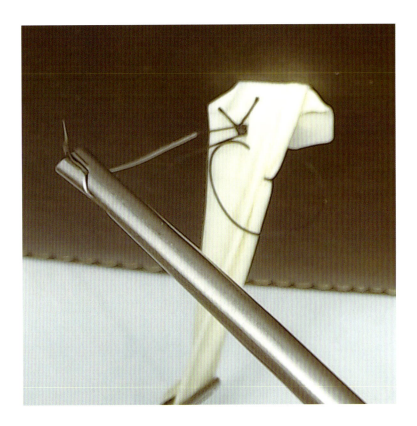

图 5-42　模拟腔镜下单手缝合（5）

Simulation of suture with one hand under laparoscopy: suture on tromsverse directin at the bottom of sac

A. 简介：通过抓持、缝合等动作，达到模拟训练右手单手精细缝合假疝囊操作的目的。使用抓钳、持针器、直针三尾线等器械，以最快操作方式将模拟假疝囊进行缝合。

B. 操作要求：将乳胶模拟假疝囊按要求完成缝合，左手抓线固定假疝囊，右手持针器使用直针三尾线，完成假疝囊的四步法缝合。右手单手操作完成抓针、调针、缝合、出针，最后与左手配合进行打结。将乳胶模拟假疝囊完全缝合。

3. 本课程的设置

操作技巧训练课程部分：

（1）技巧训练：根据教学录像，操作指导讲解下，以每0.5小时为一个训练模块，分模块进行循序渐进练习，也可反复进行。

（2）每个训练单元中，按照教学录像播放—讲解—学员练习—（学员操作录像）—学习和讲师一起评估（录像）—学员再练习—考核评估的流程进行。

（3）操作技能考核和评估：每单元设立考核标准，分合格和优秀两个标准。

思 考 题

（1）如何根据自我的条件，设立模拟训练器的训练目标？

（2）如何适应开放直接视野向腔镜间接视野的改变？

（3）如何开发设计模型完成腔镜疝手术的相关训练？

（4）如何在模拟训练器练习打结？

（5）如何模拟训练器练习缝合与套扎？

（6）通过"刻意训练"对腔镜操作的好处有什么？

（7）如何增加训练的难度？使之在临床上更有效。

参 考 文 献

[1] Berquer R, Smith W, Davis S. An ergonomic study of the optimum operating table height for laparoscopic surgery [J]. Surg Endosc, 2002, 16: 416 – 421.

[2] Marcos P, Seitz T, Bubb H, et al. Computer simulation for ergonomic improvements in laparoscopic surgery [J]. Appl Ergon, 2006, 37 (3): 251 – 258.

[3] Patil PV, Hanna G B, Frank T G, et al. Effect of fixation of shoulder and elbow joint movement on the precision of laparoscopic instrument manipulations [J]. Surg Endosc, 2005, 19 (3): 366 – 368.

[4] Aitchison L P, Cui C K, Arnold A, et al. The ergonomics of laparoscopic surgery: a quantitative study of the time and motion of laparoscopic surgeons in live surgical environments [J]. Surg Endosc, 2016 Nov, 30 (11): 5068 – 5076.

[5] Sánchez-Margallo F M, Pérez-Duarte F J, Sánchez-Margallo J A, et al. Application of a motion capture data glove for hand and wrist ergonomic analysis during laparoscopy [J]. Minim Invasive Ther Allied Technol, 2014, 23 (6): 350 – 356.

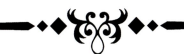

(周太成　江志鹏　李英儒　马　宁　侯泽辉　甘文昌　陈　双)

教学目的

（1）做好腔镜疝手术，先从扶镜开始，扶好镜子，当好助手；

（2）学会分析手术录像，从中找到场景与学习的步骤。

Teaching Purpose

(1) A good laparoscopic hernra surgeon begins with a mature scopist and a good assistant.

(2) Every operation video should be analysis to find the kly scenes and procedures.

教学内容

一、你是我的眼

二、视轴的转动与视角的变化

三、斜疝疝囊的几何透视

四、扶镜手的境界

Content

1. "You are my eyes"
2. The rotation of the visued axis and the ehense of the visnecl angle
3. The geometrical perspective of the indirect hernia sac
4. The state of camera holders

思考题

Study questions

参考文献

Reference

一、你是我的眼

腔镜跟开放手术的主要区别是主刀把自己的眼睛交给了扶镜手，不再像开放手术那样，眼、手、脑全部是一人控制。因此，扶镜手与主刀之间的配合一致，显得尤为重要。

首先，要熟悉主刀的手术步骤和手术节奏。熟悉手术步骤是最基本的要求，扶镜手必须清楚主刀的思路，才能让手术操作保持流畅。另外，好的手术是讲究节奏的。扶镜手就像交响乐团的指挥家，掌握着手术的节奏。该快的时候快，该慢的时候慢。什么时候应该鸟瞰全局，什么时候应该局部放大，都要了如指掌。

其次，要在平面的监视器上展现出物体立体的结构。目前，尽管3D腹腔镜已经大量地应用，但是，腔镜疝手术很多时候还是用2D的镜头。因此，如何把原本平面的物体还原为3D立体结构，也是需要反复地训练。先要了解30°镜的基本结构，然后在手术中应注意通过镜头的旋转，从不同侧面分析物体的毗邻，从而全面了解物体。

在这里，我们还提到一个概念——刻意训练。

刻意训练

扶镜手其实与本书介绍的缝合、打结是一样的，需要刻意的训练。刻意训练比传统学习模式效率更高。因此，本章重点是实践，是要反复地在实践中练习。有了刻意的和反复的锻炼，进步必然是水到渠成。当然，成功与练习时间并不完全呈正比，练习的效果并不与时间呈正比，这一点，也取决于练习方法。

二、视轴的转动与视角的变化

熟悉30°镜

在普外科的腔镜镜头中，30°镜使用频率是最高的，因此，必须熟悉30°镜的基本常识。30°镜是由镜身和底座构成，通过旋转镜身，提供全方位、广视野的手术画面（图6-1）。

简单打个比方，腔镜底座如同肩膀，那么肩膀要端平；如果镜头如同眼睛，眼睛要看清；如果光纤如同头，转头要平缓；底座平面与术野平

第六章 如何扶好腔镜

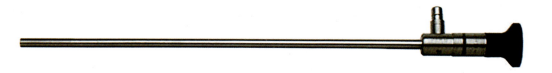
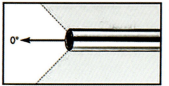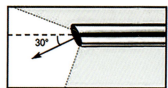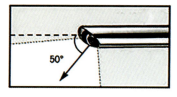

图 6-1 腹腔镜的构造
The construction of the laparoscope

面平行；底座纵轴与术野平面垂直（图 6-2）。

视野的变化

当我们旋转 30°镜时，能补充镜

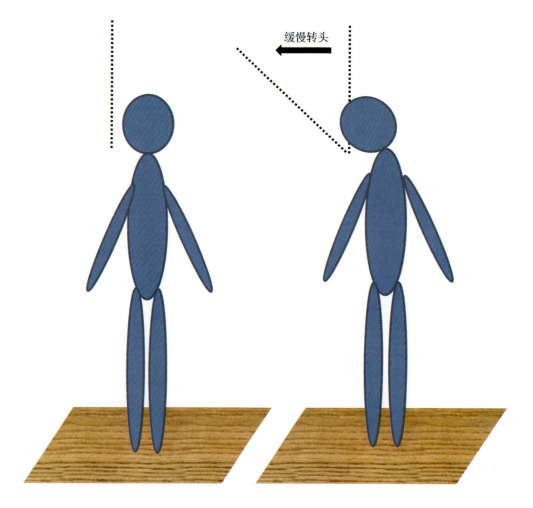

图 6-2 保持肩膀不动，头缓慢转动
Keep your shoulders fixed while the head slowly rotates

身大角度摆动的缺陷。向右转则渐向左看，左转则渐向右看。如果光纤旋转180°时向上前看，俗称"看天花板"，TAPP手术直肠癌骶前游离时经常要用到该视角。镜身和光纤不是相互独立的两个部分，光纤的转动多需要配合镜身的调整（图6-3至图6-6）。

腔镜疝手术是在腹壁或者是侧腹壁上的操作。镜头大多数情况下是在3点钟、6点钟、9点钟的方向移动，以充分展示腹壁的情况。

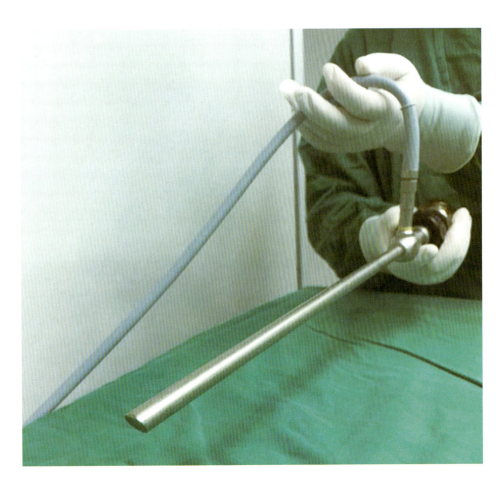

图6-3　光纤在12点钟位置，视野朝下看
The laparoscopic visnecl field is down when the optical fiber at 12 o'clock

第六章 如何扶好腔镜

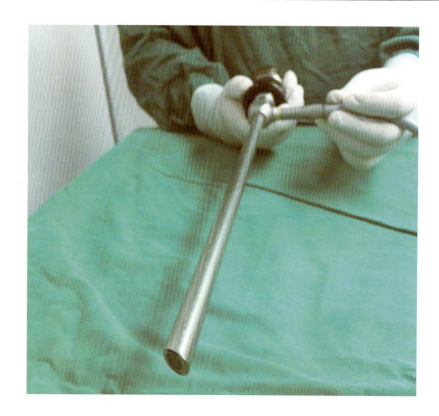

图6-4 光纤在3点钟位置，视野朝左看
The laparoscopic visnecl field is on the left when the optical fiber at 3 o'clock

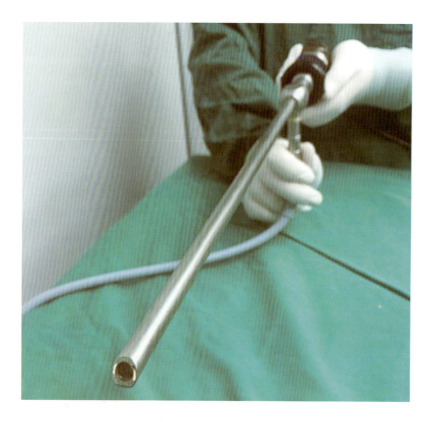

图6-5 光纤在6点钟位置，视野朝上看
The laparoscopic visnecl field is up when the optical fiber at 6 o'clock

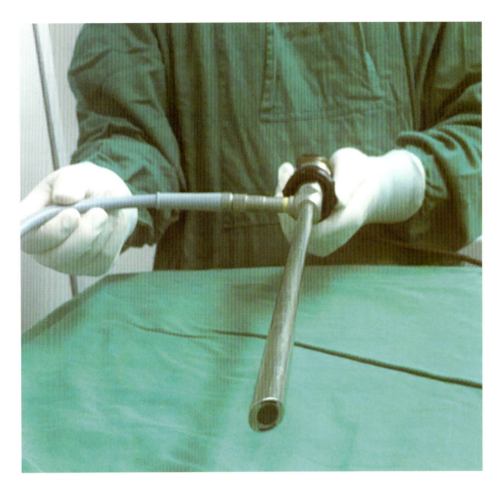

图 6-6 光纤在 9 点钟位置，视野朝右看
The laparoscopic visnecl field is on the right when the optical fiber at 9 o'clock

三、斜疝疝囊的几何透视

什么叫透视？

透视，其实是绘画或影像学上的理论术语，就是要在平面上表现空间感、立体感。斜疝疝囊其实是一个从外上走向内下的立体结构，如果不通过转动镜头、转换角度，难以在 2D 的平面上表现 3D 立体效果。

如何表现斜疝疝囊全貌？

2D 高清镜子之所以还广泛应用于外科各领域，除了价格便宜外，还有一大功能就是通过转动镜头达到观察物体 360° 无死角。这也是在前面介绍的 30° 镜的功能之一。

由于斜疝疝囊的特殊走行,在TAPP术中要看清疝囊底,区分是先天性疝还是后天性疝,尤其是在阴囊疝中,不是一件容易的事。以右侧斜疝为例,扶镜手需要把光纤旋转至3点钟方向,跟疝囊走行一致,缓慢通过内环口后,再旋转至6点钟方向,就可以看到疝囊底了。

在游离好内侧的Retzius间隙和外侧的Bogros间隙后,疝囊就像一个"山头"耸立在视野前方。如果镜头光纤只保留在12点钟方向或者维持一个角度不动,获取的只是一个平面的画面,看不到上下或左右毗邻关系。把疝囊看作一个三角锥体,以右侧斜疝为例,要看清外侧边,先把光纤旋转至3点钟方向,同时术者提着疝囊顶边向内侧120°左右展开,整个斜疝底边就暴露在视野内了。同样,要看清楚内侧边,可以把光纤旋转至9点钟方向,术者把疝囊向外侧120°展开。这样整个疝囊的全貌就了如指掌。

如何减少由于透视带来的失真?

仅仅靠平面透视,会带来画面的失真,会把术者带到坑里去,在游离疝囊的时候尤为明显。

首先,要准确寻找疝囊的顶端,除了正确的"走山脊"外,视野的角度也很重要。先松解"U型"吊带,把疝囊向内侧牵拉,保持足够的张力,镜头应从3点钟方向观察,能清晰展现疝囊顶与精索的边界。这样的镜头能与画面基本保持垂直,最大程度保持画面真实感。

疝囊顶游离好后,疝囊就只剩内外侧边的固定。同样,在分离疝囊与精索的固定时,镜头的画面应该要清晰展示疝囊的底面、电钩或剪刀头以及下方的精索和输精管,这样才能让术者保持清晰的视野,不至于误伤重要器官,避免把术者"带到坑里去"。

切记不要让疝囊边、电钩头、镜头在一条直线上,既看不到疝囊边下方的组织器官,也看不到电刀头,这样的画面没有深浅之分,容易出问题。

如何从录像中找场景?

场景,是指电影或戏剧里的场面,是指在一定的时间、空间内发生人或物的位置、角度和行动轨迹。简单来讲,一个画面上左手的位置、右手的位置、所要作用的物体的位置。在这种画面下,能否清楚地显示要做动作的物体以及要做的动作,若镜头改变角度,会给场景带来什么变化。

把一台手术看成一部电影的话,每一个步骤就可以看作是一个场景,在每一个场景里都有特定的位置。处于这种位置下是否容易操作，这包括对组织的牵拉程度、角度，还有扶镜手镜头的角度，等等。结合后面各章介绍的腔镜疝手术七步法，疝的手术可以简单地分成七个场景。在回看录像的时候，一定要分析场景，从场景中找到扶镜手与术者之间的默契。

比如，在"画眉毛"的时候，扶镜手应该将光纤旋转到6点钟方向，同时保持视野的开阔性，这时候术者可以一气呵成，把"眉毛"画完整，而不须频繁切换镜头。又比如，在"拉山头、走山脊"分离疝囊的时候（以右侧疝为例），术者应该左手把疝囊牵拉向内侧，像一块幕布展开，右手沿疝囊边缘使用电钩往下劈。这时候，扶镜手应该把光纤调整至3点钟方向，同时，保持近镜头，放大作用，看清楚局部解剖，以免损伤精索、输精管。

四、扶镜手的境界

正如以上所述，扶镜手是术者的"眼睛"，是主导手术节奏的重要因素，是直接关系到手术成功与否关键。因此，扶镜手与术者必须通过长期的磨合和刻意的训练，才能达到二者之间的高度默契。对于持镜手的训练，还必须遵循以下原则。

1. 清

镜头首先要保持清晰。术前接好腔镜后，应该对其进行基本的调试，包括白平衡、焦距、光源亮度、视野大小等。先对镜头进行擦拭，可以使用碘伏，维持镜面的一定表面张力，起到防雾的功能。有些厂家生产的镜头不带自动除雾功能，还需要用热水浸泡。

通常经过浸泡热水、擦拭后，镜头都能保持清晰，但如果在进镜的时候不注意，很容易受到二次污染，耽误手术时间。在高腹压下，器械进出导致气体返流带出组织及血渍，在重力作用下，容易沉积在观察孔Trocar的防漏气阀门的底部，如果不加注意就进镜，很容易污染镜头。因此，每次进镜的时候，把30°镜的镜面180°翻转朝上，就能有效地防备污染。

切割组织时产生液体飞溅或者血管出血会导致镜头污染，这种情况下最好提前预防。遇到切割组织或血液飞溅的时候，及时退镜避让。无法避让的紧急情况下被污染的镜头，可以使用网膜或者在器官表面摩擦，但难以保证镜头十分清晰。

如果手术时间长，套管里可能会有血水残留，镜子进出套管的时候会引起污染。这时候应该使用腔镜纱布进套管内擦拭，这也是"磨刀不误砍柴工"的有效方法。

擦镜头也很讲究时机，应与术者更换器械或者转换手术操作区域同步进行，以此机会节省时间。

2. 平

首先，保持画面水平。腹腔镜腹股沟疝手术操作的区域大部分位于前腹壁与侧腹壁，腹腔平面操作甚少，术中容易迷失方向。因此，良好的参照物和坐标有利于手术的精确导航，更符合开放手术的视野习惯，缩短学习曲线。在腹腔探查、腹膜切开、Retzius间隙游离的时候，保持膀胱、耻骨联合为水平；游离Bogros间隙的时候，保持髂耻束为水平；游离疝囊的时候，保持精索、髂外血管垂直。有了这些参考物后，扶镜手就可以在手术中更快速、更准确地调整镜头的角度（图6-7）。

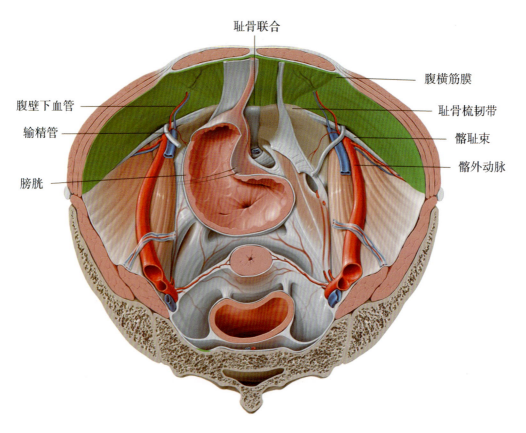

图6-7　腹壁的参照物
Anatomy landmark

其次,保持画面稳定。腹股沟疝手术跟胃肠手术的区别之一,是胃肠手术的操作平面在"地板",腹股沟疝手术的操作平面多在"墙壁"或"天花板"。利用30°镜的特点,镜头大多数情况下需要向左或右旋转90°~135°"侧身"看,能顺利避开器械对视野的阻挡。特别是在分离疝囊的时候,把镜头向左或右旋转135°,能清楚地分辨疝囊与精索、输精管之间的分界,有利于疝囊的剥离,避免精索、输精管的损伤。在镜头跟进的过程中,尤其要注意速度与角度。过快平移致使画面抖动,容易造成术者眩晕,影响手术质量。因此,要求持镜手,双手持镜,找到力学平衡点,平缓移动画面,避免大幅晃动。

3. 中

扶镜手必须要把握好镜头与观察物适中的距离,避免"只见树木不见森林",同时也要注意不要"隔海相望"。这就要求扶镜手把握好局部与整体的概念。在分离疝囊,精索腹壁化的时候,要把镜头靠近,看清疝囊与睾丸血管、输精管的分界,避免损伤。在放置补片的时候,由于观察的范围较大,此时需要把镜头拉远点,看清上下左右毗邻,以便迅速展平补片。

4. 和

好的画面一定是讲究比例与协调的。一个和谐的手术画面,总能将术者需要观察或者操作的目标置于画面的中间或者黄金分割点,为术者即将要前进的路径留下空间,尽量避免术者在显示屏的边角上操作。一个优秀的扶镜手不但要满足术者当前的视野要求,还要预见到下一动作,为下一动作留有视野空间,做好准备。这就要求扶镜手与术者固定搭配,长期磨合。腹股沟疝手术虽小,但是,不熟练的扶镜手,同样会影响到手术的质量。

优秀的手术展示,一定是有提前设计好的场景。腔镜疝手术中,根据"七步法",可以设定若干个手术场景,这样固定的场景,固定的视野角度,固定的操作步骤,可以大大加快团队之间的磨合,达到事半功倍的作用。

扶镜手与术者之间的磨合大概可以分三个境界:一是千言万语。一开始彼此陌生,术者总需要不断地告诉扶镜手自己想要看到的画面,在不断的错误中纠正。二是只言片语。等到两人磨合到一定程度的时候,扶镜手已经知道术者在哪个步骤需要表现什么画面了,术者可能只需要稍微提醒,就能达到要求了。三是不言不语。扶镜手在这个阶段已经很清楚术者的意图了,不需要术者的提醒就能到达理想的画面。在整个手术中,好像没有扶镜手,但又处处离不开扶镜手。这就是术者的最高境界。

思 考 题

(1) 腹腔镜腹股沟疝手术扶镜要掌握好哪些节奏?
(2) 如何在平面的监视器展示好物体的立体结构?
(3) 怎样避免"用腔镜挖个坑把主刀和自己一起埋了"?
(4) 如何才能做好扶镜手的"主动"?
(5) 扶镜手是如何理解"斜疝疝囊的几何透视"?

参 考 文 献

[1] Sachin M, Ssu-Yu S L. The learning curve for laparoscopic inguinal hernia repair: a newly qualified surgeon perspective [J]. Journal of surgical research, 2016, 205: 246 - 251.

[2] 许东, 徐红艳, 姜洪磊, 等. 浅谈腹腔镜持镜技巧 [J]. 腹腔镜外科杂志, 2016 (3): 214 - 219.

[3] 马锐, 蒋会勇, 郭一君, 等. 完全腹膜外疝修补术的持镜技巧 [J]. 中华疝和腹壁外科杂志(电子版), 2016 (3): 175 - 177.

[4] 王亚楠, 余江, 张策, 等. 腹腔镜胃肠手术的持镜技巧 [J]. 腹腔镜外科杂志, 2011 (1): 71 - 72.

(李英儒　江志鹏　周太成　甘文昌　侯泽辉　马　宁　陈　双)

第七章

腔镜下的电刀使用与缝合技能训练

7

Chapter 7

Using of electric knife and Suture skills training under laparoscopy

> **提 要**
>
> 电刀是腔镜外科疝修补的重器。怎样才能用好,为什么说电刀不是刀,这都需要外科医生熟知电刀的性能、使用技巧。
>
> 腔镜下的缝合属操作技能范畴,是腔镜腹股沟疝修补手术 TAPP 的必修课,腔镜下缝合的好坏直接影响着手术质量。所以,本章作为专门的技能来强调。技能不同于知识,技能用文字表达和描述都有一定的难度,所以,本章将缝合的操作和步骤拆分为若干部分,要求学员们首先弄明白论述的内容和原理,然后,还要在模拟器和临床上不断地实践,通过体验反复的学习,最终熟练掌握这一缝合技能。

学术观点

(1) 电刀并不是真正意义上的刀。外科医生对电刀使用得当,手术效果自然良好,而如果对电刀不熟悉、不懂使用技巧,手术效果大打折扣,甚至产生一些并发症。

(2) 缝合是外科手术必不可少的操作,缝合是单位时间内针留下的一段运动规迹，缝合是两手配合的结果。

（3）缝合是 TAPP 手术的灵魂，无论手术过程做得多顺利、多精彩，若腹膜关不上，缝不好等于前功尽弃。

Concept

（1）Electrotome is not real knife. If surgeon uses it properly, the surgical effect will be good, while surgeon is not familiar with it and doesn't know how to use, the effect of operation will be greatly reduced, and even some complications would occur.

（2）Stitching is an essential part of surgical action, suture needle per unit time is left for a period of sports rules, suture is the result of the hands to cooperate.

（3）Suture is the soul of TAPP procedures, no matter how smooth the operation, how wonderful, if the peritoneum can not be perfectly closed, all the operation would fail.

教学目的

（1）熟悉腔镜下电刀的选择及使用技巧
（2）分析缝合操作的难点，熟练掌握腔镜下的缝合技术

Teaching Purpose

（1）Familiar with the choice and use of electrotome under laparoscopy.

（2）Analyze the difficulty of suture, and master its skills under laparoscopy.

教学内容

一、电刀的使用与技巧

二、为何腔镜下的缝合难度大

三、腔镜下腹膜缝合动作与步骤

四、免打结缝线（陈氏三尾锚定结）的制作

五、进阶的目标（直疝"假疝囊"的缝合）

Content

1. How to use Electrotome and relative skills?
2. Why do you feel it is so hard to sew under laparoscopy?
3. The operation and procedure of laparoscopic peritoneal suture
4. The manufacture of the knot free sewing thread (Anchorage knot of Chen's triple-tail)
5. The advanced goals (Closure of a defect or psendo-hernial sew with suture)

思考题

Study questions

参考文献

Reference

腹腔下疝手术腹膜的切开、空间的游离、腹膜前间隙的建立，无不需要使用到电刀。凡事具有双面性，我们在使用电刀对组织进行切割分离时，也会让不必要的电切、电凝损伤到周围的组织。可以说，电刀作为疝外科手术设备中的一把朴刀，切与凝的选择便是开启这把刀的密钥，更是这把刀的禅意。作为疝外科医生，需要了解电刀切与凝的选择，怎么减少电刀使用过程中的损伤，更好地达到切割分离而又将损伤降到最低。

另一方面，腹膜切开后的缝合，是TAPP手术操作的一个难点。初学者往往要花费45分钟或更长时间才能完成，而较熟练者也会碰到腹膜破裂、不齐的情况。腹膜缝合不当也会造成疗效不佳甚至产生严重的术后并发症，这是学习腔镜疝修补的一个必须要克服的"拦路虎"。

如何在腔镜下合理使用电刀、腹膜缝合又快又好、使TAPP手术能广泛地开展，这是本章的主要目的。

一、电刀的使用与技巧

"电刀"不是刀，不以在刀上施压或划开时的速度相关。

1. 电刀的工作原理

外科医生对电刀的使用并不感到陌生，因为每天都在用。而且，每个医院或科室对电刀的使用可能还有自己的习惯。其实，电刀不是刀，电刀的"快慢"从不以压力与划开组织速度有关。临床上使用的电刀，其学名叫单极高频电外科系统（Electrosurgical generators）。首先，我们从原理上了解电刀。

这里所说的电刀，学名为单极高频电外科系统。这里所说的"单极"，是指整个线路要连通病人身体后才能组成为一个完整的回路。

电刀的电路有：高频电外科发生器（主机）、联线、电极（电刀）、病人身体、负极板，再通过联线回到主机。

单极高频电外科发生器将一般的交流电转换成为高频波电流，市面上交流电的频率一般是每秒60个周期，通过高频电发生器增加到超过30万周期每秒（图7-1）。

2. "电切"与"电凝"的差异

高频电外科发生器（主机）有三种不同的作用，通过它的高频波型可

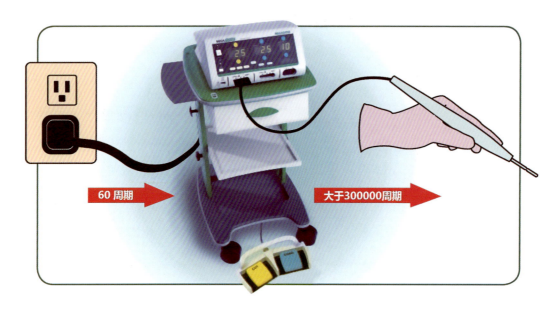

图 7-1 高频电外科发生器
Electrosurgical generators

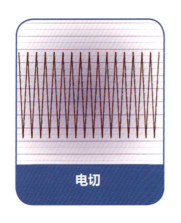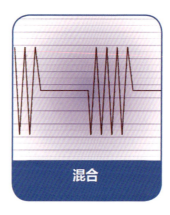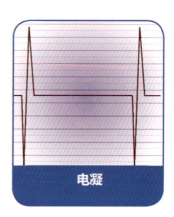

图 7-2 电刀波型
Electrosurgical Waveforms

以区分（图7-2）：

"电切"（cutting）：它提供的电流作用是瞬间将细胞组织温度提高到180～300℃，使细胞产生"汽化"，如一缕青烟，切开了组织，但这个作用提供的止血功能很少。"电切"时，电刀与组织间有非常"小"的点状面积，电刀与组织在接触或非接触状态。只有在这种情况下，才能形成很强的电流密度而产生很好（刀快）的效应。

"电凝"（coagulation）它提供的电流作用是80～130℃，与"电切"相比，它作用要慢些，把水从细胞中蒸发，干燥（过大就碳化），这个过程使血管变性成为栓塞。"电凝"过程，一定是以通过电刀与组织之间的接触才能实现。接触后作用向四周扩散，如果是血管，有些机器上还有"电喷"（spray）功能，这主要对实质性脏器（如肝、脾）创面的止血作用。

所谓的"电喷"功能是电弧（火花）所产生的能量使组织创面出现炭化。当火花到达组织，它有一个非常高的电流密度，这种炭化的组织效应是较为肤浅的，也是在电刀与组织间在一种接触或非接触状态下实现的。Spray的电弧（火花）是一个足够高的电压下产生的火花与凝的效应，而不是切开有的效应。

3. 腔镜下电刀使用与技巧

腔镜下电刀使用与开放手术，最大的不同是腔镜下的视野具有放大（3～5倍）效应。在腔镜视野下，可以清晰看清腹膜上的毛细血管。所以，腔镜下电刀的使用技巧就是根据电刀原理，区分好"电切"与"电凝"的差异，充分地应用好电刀的特点，从而产生行云流水般的效果。

（1）若要切开时，牵拉组织的张力非常重要。"电切"时被切开的组织张力（表现在组织被牵拉为120°～180°的角度之间）才能让电刀以最小的面积，产生快速的切开效果（即找寻那种让电刀与组织之间处在一种接触或非接触状态），让电刀走在组织的间隙中，用电刀的头部不断地去试探分离，这样才解剖层次清晰干净。

（2）切断小的血管时，可预先凝固，用分离钳夹住、提起、电凝后再撕开，术者动作熟练后可一气呵成。

（3）电凝要用电刀头部（电极）或分离钳与被凝的组织产生接触（功率不要大）止血。

（4）对分离面的渗血，可以使用"电喷"功能，也是找寻那种电刀与组织之间处在一种接触或非接触状态。

（5）分离钳的头部若露出金属部分太多，可用3M消毒薄膜包裹以防止误伤。

二、为何腔镜下的缝合难度大

TAPP 手术腹膜切口的缝合,与我们开放手术下的缝合不一样,其难点主要体现在以下几点:

1. 缝合物的角度

平时的缝合基本在视野下方,而腔镜手术时的腹膜,是垂直于视野的,角度有明显不同。

2. 加长针持和钳子有杠杆效应

在腔镜下进行缝合,无论是抓钳还是针持,均明显加长,比开放钳和针持都长了很多。另外,我们的手抓持点(A 点)、Trocar 与器械接触点(B 点)、钳尖(C 点),三者在一条直线,可以形成以 B 点为支点的一个杠杆,所有的动作均是在杠杆作用下完成。这个杠杆效应可放大手部的动作,给操作造成了诸多的不便。

3. 缝合动作变化的不适应

外科用的缝针,大多都还是有弧度的弯针,这是为直视和开放设计的。因为我们的前臂有尺骨和桡骨,桡骨可围绕尺骨做旋转动作,带有弧度的弯针只要完成旋转就可进行缝合时针的进出。而我们腔镜下的腹膜缝合不一样,切口与我们是垂直的,如果手腕旋转为镜子角度,旋转产生的动作是三维的运动,在平面的监视器上会显得更为复杂,两手之间的配合会更加困难。

TAPP 腹膜切口位于下腹壁,由于病人体位和腹腔镜角度的关系,与普通的腹腔镜俯视下缝合水平面(地面)有所不同(图 7-3)。从视角方面来看,更类似于在垂直面(墙面)进行缝合操作(图 7-4),所以其缝合与开放状态下的人体工程力学完全不同,难度较普通的腹腔镜下缝合大。

平面视野下完成三维立体动作。腹腔镜下所有的缝合动作依靠左右手相互配合,如果采用弯针,针持、与针尖形成三维立体空间结构,右手操作顾及的范围大且为"三维动作"。如今,虽然 3D 腹腔镜逐渐增多,但 2D 平面视野的腹腔镜仍是主流。在平面视野中,我们三维立体的缝合动作失去了一个维度,所以分解到每个动作中去,包括抓针、转针的方向、缝合的方向等,都是被平面观察的三维动作,难度比直视下高很多。

4. 左右手的配合动作多

一个基本的缝合动作,是缝针要穿越被缝合组织,针的穿越,需要左右手配合。在开放 3D 腹腔镜真实视

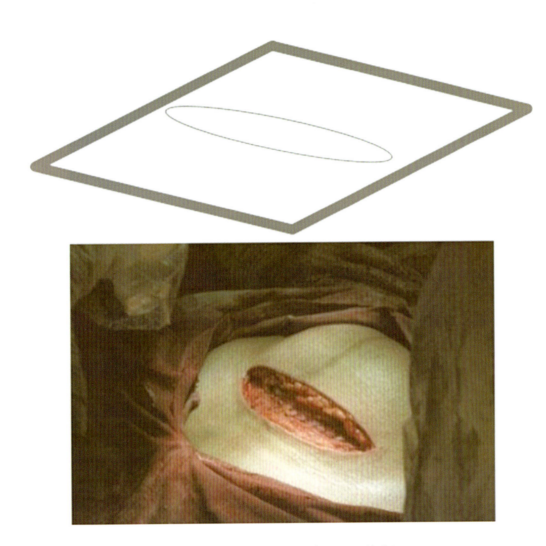

图 7-3 普通俯视下缝合（地面缝合）
The open incision (ground suture)

野下，我们的左右手定位准确，能准确地完成进针、旋转、出针等基本动作。而腔镜下的缝合在杠杆和监视器平面的二维画面下，左右手的器械定位本来就欠佳，如果所有动作都像开放状态下进行，进出针、左右手的调整等动作会耗费大量时间。如何克服，需要我们平时练习时注意左右手针的传递，练习缝线的牵拉及方向。

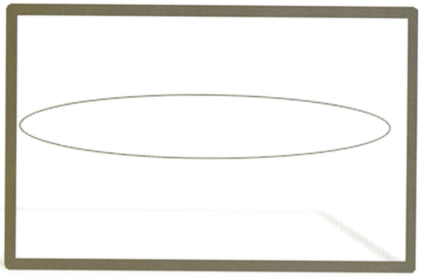

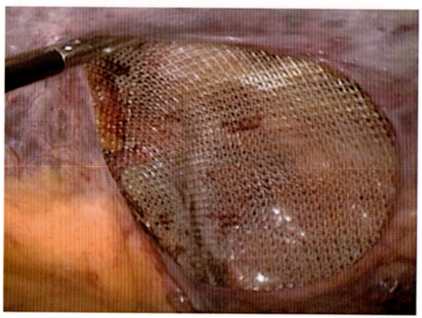

图 7-4　TAPP 腹膜切口缝合（墙面缝合）
The laparoscopic peritoneal incision（wall suture）

三、腔镜下腹膜缝合动作与步骤

1. 针和线的选择

在第五章已经就腹腔镜下的缝合基本要领做过讨论，本章在腹膜的缝合中，我们采用直针。直针的缝合是穿越，不要手腕的旋转，弧针的旋转是三维动作，会增加缝合的难度，而直针缝合降阶为"二维动作"，即右手仅负责固定针持和缝针，通过左手的引领作用完成缝合。显然，二维动作较前述的三维动作简单很多。因此，采用直针进行此高难度缝合，是为了降低缝合难度。线的长短要适中，一般 15 cm 左右为宜，过长会产生缠绕，影响缝合。

2. 腹膜缝合要领

而在实际的 TAPP 腹膜缝合动作中，陈双教授提出的（简称陈氏）直针缝合，经验是右手固定针持和直针，将针与切口保持平行或基本平行，左手抓钳交替将腹膜的上下缘抓起找到针尖"按"入，即以面找点，完成平面方向的穿越动作，左手可以反复多次钳夹腹膜完成 8～10 针的缝合，然后左手抓钳出针，并配合针持将缝线拉紧，依靠线的摩擦力将腹膜切口缝闭；再次按照上述双手配合方法进行下一回合，即缝合下一次 8～10 针。一般 3～4 个回合，整个腹膜切口即可缝合完毕。最后，可以采用打结或血管夹夹闭的方式终止缝合。

（1）将圆弧状弯针变为直针，缝线长度 15～18 cm。

（2）将缝线对折，针持夹持住对折线的上 1/3 处，可经 5 mm 的套管进入腹腔。

（3）双手将缝线调整好位置，使针与腹壁呈基本平行的锐角。

（4）缝合的动作要领：右手抓针持基本不动；左手抓腹膜边缘向针靠拢，用左手抓腹膜的面去找针尖的那个点；上下交替重复，直针缝合是穿越，没有手腕的旋转。

（5）缝线牵拉的方向。

（6）上下边缘的弧度、大小。

（7）最后一针。

过程如图 7-5 至图 7-11 所示：

第一步：如图 7-5 将三尾缝入（腹膜内或腹膜外均可）。第二步：用针持固定好直针，依靠左手抓钳抓住并将上下腹膜按入直针（见图 7-6，约 0.8 cm 针距），可连续按入 8～10 针（见图 7-7）；然后，将此 8～10 针利用抓钳和针持共同作用收紧（见图 7-8）；重复此动作直至整个腹膜切口关闭。第三步：缝合结束，收紧缝线（见图 7-9）后线末端打结（或可吸收夹固定，见图 7-10），剪线（见图 7-11）。

该双手配合的方法大大加快了术中腹膜切口缝合的速度，与普通弯针一针一针缝合相比，直针缝合减少了右手将针交给左手出针的次数，同时也减少了用右手上的针尖去找腹膜的时间。在实践中，我们发现陈氏直针的缝合时间比常规弯针缝合至少缩短了 5～6 分钟。同时缝合的加快，促使了总体手术、麻醉时间缩短，麻醉药物使用减少，进一步降低了总体的住院费用。

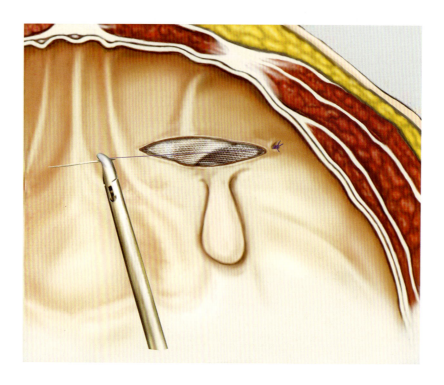

图7-5　陈氏直针三尾锚定线缝合TAPP腹膜切口的过程（1）
Procedure of the suture of TAPP peritoneal incision using straight needle knot free sewing thread
（Anchorage knot of Chen's triple-tail）：insertion of tripce-tail suture

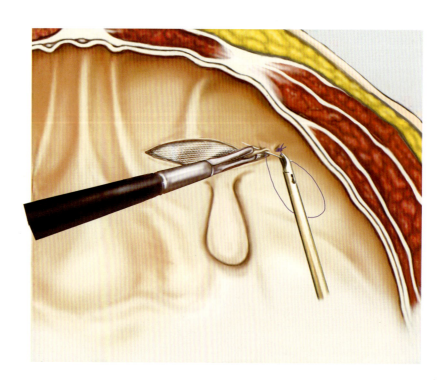

图7-6　陈氏直针三尾锚定线缝合TAPP腹膜切口的过程（2）
Procedure of the suture of TAPP peritoneal incision using straight needle knot free sewing thread
（Anchorage knot of Chen's triple-tail）：peritonenm into straight needle by letthand alternately
for 8～10 times

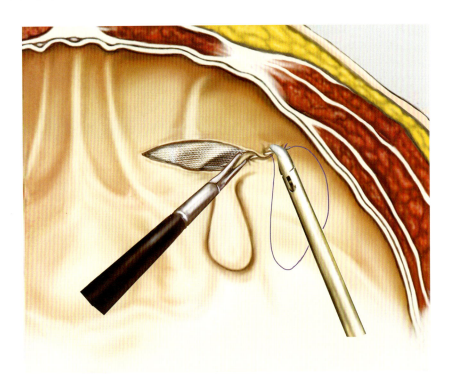

图7-7 陈氏直针三尾锚定线缝合TAPP腹膜切口的过程（3）
Procedure of the suture of TAPP peritoneal incision using straight needle knot free sewing thread (Anchorage knot of Chen's triple-tail): graspe needle tip with left hand

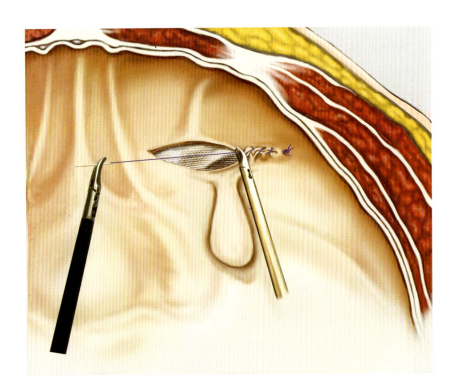

图7-8 陈氏直针三尾锚定线缝合TAPP腹膜切口的过程（4）
Procedure of the suture of TAPP peritoneal incision using straight needle knot free sewing thread (Anchorage knot of Chen's triple-tail): pull the suture tightly

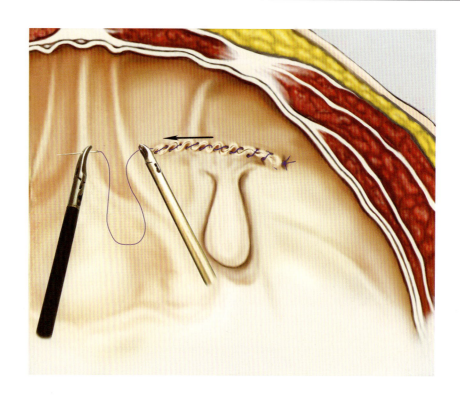

图 7-9 陈氏直针三尾锚定线缝合 TAPP 腹膜切口的过程（5）
Procedure of the suture of TAPP peritoneal incision using straight needle knot free sewing thread
（Anchorage knot of Chen's triple-tail）：Finish the suture

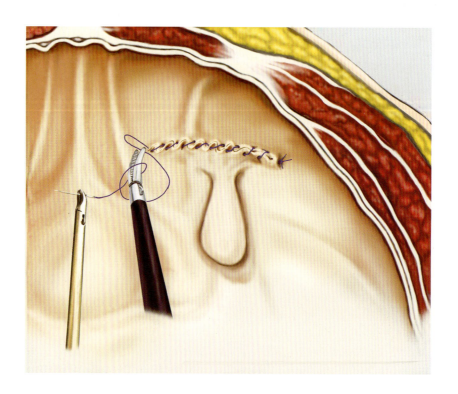

图 7-10 陈氏直针三尾锚定线缝合 TAPP 腹膜切口的过程（6）
Procedure of the suture of TAPP peritoneal incision using straight needle knot free sewing thread
（Anchorage knot of Chen's triple-tail）：knot and fix the end of suture

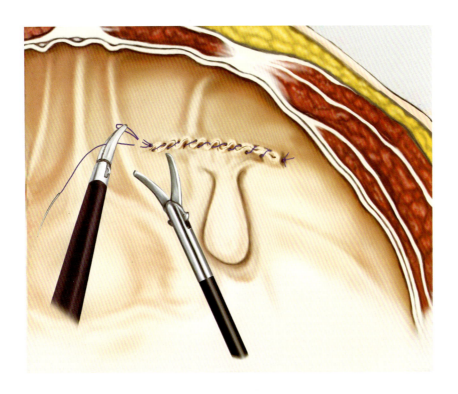

图 7-11 陈氏直针三尾锚定线缝合 TAPP 腹膜切口的过程（7）
Procedure of the suture of TAPP peritoneal incision using straight needle knot free sewing thread (Anchorage knot of Chen's triple-tail): cut off the end of cnot

3. 意外情况的处理技巧

在实际腹膜缝合过程中，术者或多或少会碰到以下几个问题：第一，并不是每个腹膜切口上下缘长度都一致，TAPP 腹膜切口下缘往往长于上缘。遇到这个问题，我们的经验是在较长的边缘（一般是下缘）多缝合几针，调整后使余下的腹膜长度与较短边缘尽量保持一致。第二，有时手术过程中可能会发生腹膜破裂穿孔的情况，我们的经验是把穿孔的部位尽量包进缝合范围之内，如果张力较高，可以将腹腔内气腹压力降低以后进行缝合；或者是等缝合完成后仍存在裂口，可在局部补充一两个"8"字缝合。当然，避免此类情况发生的重点是：术中必须对腹膜前间隙进行充分的分离，以取得足够多宽度的腹膜，进而减少缝合张力。第三，避免粗暴动作撕烂腹膜，在左手抓钳抓取腹膜时，动作宜轻柔，抓取方向宜以上下运动为主，不宜左右运动，以防止腹膜被撕烂；另一方面，完成一个回合的 8~10 针缝合拉紧缝线时，拉线的方向应该平行与切口拉紧。第四，避免线锁扣，在缝合的过程中，尽量保持缝线在针的后方。如果线在针的前方，容易形成套圈，造成交锁缝合而扣线，严重情况下，缝线难以收紧，甚至造成腹膜撕裂。

四、免打结缝线（陈氏三尾锚定结）的制作

对于 TAPP 的腹膜、直疝假疝囊的缝合，如何在安全的前提下进行腹膜缝合、打结的简化操作，对于术者尤其是初学者，具有重要意义。

近年来，倒刺线因其良好的固定作用，越来越多地使用于 TAPP 腹膜缝合或腹壁缺损的关闭。因其 V-Loc 的设计，第一针倒扣入闭环拉紧，避免了腔镜下打起始结。虽然倒刺线应用简单、省时省力，但是，其仍然存在一些比较致命的弱点。首先，其价格昂贵，这可能与倒刺线的新生物属性有关，从设计、材料、制作都具有专利保护，昂贵的缝线往往推高了病人的住院费用，加重医保负担。其次，倒刺线也有损伤肠管的风险，关于倒刺刺入肠管壁造成术后急性肠梗阻的报道屡见不鲜，甚至有肠管套入 V-Loc 环里面造成肠管卡压梗阻，需要再次手术的例子。再者，倒刺线缝合后，最后几针倒缝几针以固定线尾，存在松脱而导致腹膜切口完全哆开的风险，为了避免此种情况的发生，有些临床医生往往用血管夹或 Hemo-Lock 固定倒刺线的线尾，肯定会增加一些成本的费用。

为了简化腹股沟腔镜手术下的缝合操作，同时符合经济适用原则，我们提出了一种三尾锚定结的概念。在实际操作中，我们发现其制作简单、经济实惠、使用方便、固定牢靠，非常适合广大腹股沟疝腔镜下的缝合操作。

以下是三尾锚定结的制作过程：

先将双线重叠做 1 个单结（图 7-12）；将线结收紧，将一端线尾绕过第 1 个结的结环内（图 7-13）；两端线尾倚靠第 1 个结再打第 2 个结，收紧线结，将带针一端线尾留下（长约 12 cm），剪去线环及另一端线尾

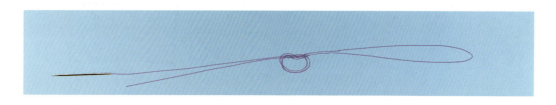

图 7-12　三尾锚定结制作方法（1）
The manufacture of the knot free sewing thread (Anchorage knot of Chen's triple-tail):
the 1st loop knot on doble suture

（图7-14），留下来的3个线尾长度均约为0.8 cm（图7-15）。

在实际的操作中，我们发现在使用正确的情况下，三尾线的锚定作用非常可靠。而在体外快速的制作好三尾线，也减少了在腔镜下打起始结的步骤、节约了手术时间。

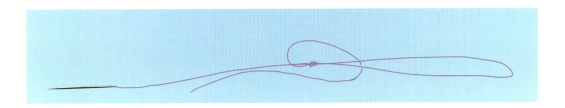

图7-13　三尾锚定结制作方法（2）
The manufacture of the knot free sewing thread (Anchorage knot of Chen's triple-tail):
insert the coop of suture througt the first loop and knalee 2～3 flat knot

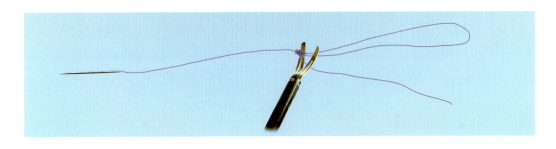

图7-14　三尾锚定结制作方法（3）
The manufacture of the knot free sewing thread (Anchorage knot of Chen's triple-tail):
cut oft end of loop

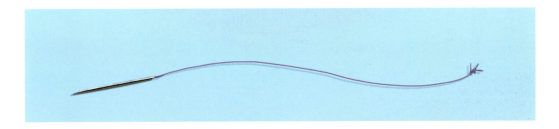

图7-15　三尾锚定结制作方法（4）
The manufacture of the knot free sewing thread (Anchorage knot of Chen's triple-tail):
Finish of triple-tall suture

五、进阶的目标（直疝"假疝囊"的缝合）

1. 假疝囊的概念及危害

与斜疝不同，当分离直疝疝囊时，由于其疝囊位于腹壁下动脉内侧的直疝三角内，且因其后方无输精管、精索血管，因此分离较容易，只需将腹膜瓣（直疝疝囊）自直疝三角中全部回纳，无需结扎、横断疝囊。完全解剖出疝囊后，即可完全显露耻骨支、髂耻束，此时可观察到直疝缺损处的腹横筋膜明显增厚，称为"假疝囊"（图7-16）。

当直疝疝囊分离回纳后，直疝三角假疝囊部位会留有一腹壁缺损，形成空腔，此空腔缺损如不进行处理，容易产生术后液体积聚，增加血清肿甚至是补片感染发生的概率。同时，如果缺损较大，腹膜前的补片有滑入空腔导致术后疝复发的风险。所以，通常做法是将此缺损部位"假疝囊"拉出后与陷窝韧带或耻骨梳韧带钉合固定，既可将松弛的腹横筋膜拉紧，又可降低术后血清肿的发生率。但此方法需要使用价格昂贵的疝修补钉枪，同时钉合在耻骨和韧带上面，有产生术后疼痛的风险。也有人用"经腹直肌悬吊法""倒刺线缝合关闭法"缝合处理"假疝囊"，前者增加了腹壁穿透伤口细菌侵入感染的机会，后

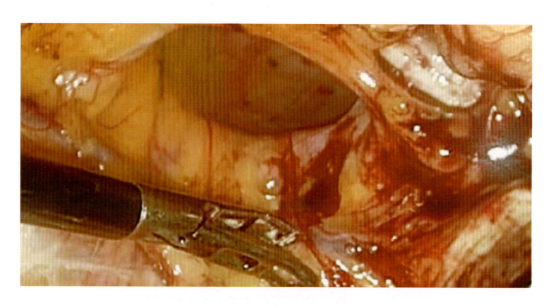

图7-16 左侧直疝假疝囊
Left pseudohernia sac of direct hernia

者使用倒刺线会明显增加患者住院费用。在实践中，我们使用三尾锚定线进行假疝囊的缝合，也取得了良好的效果。

2. 假疝囊缝合的难点及针的选择

对于假疝囊的缝合，难度很高。首先，假疝囊在前下腹壁，腔镜视野需要从下往上看，类似于在天花板的平面进行缝合。其次，假疝囊旁边有腹壁下血管，缝合的过程中容易造成损伤而导致难以控制的出血。再者，假疝囊缺损中的腹横筋膜组织弹性良好，容易回缩，左手一定要牢牢牵拉住增厚的腹横筋膜才能完成缝合动作。换言之，在缝合过程中，左手只能固定假疝囊，所有的缝合、夹针、调针、出针、拉线的动作都需要依靠右手单独来完成。所以，为了减少调整缝针的方向，我们将弯针后端拉直，便于持针器钳夹。而为了减少缝针刺穿附近血管的风险，针的尖端仍然保持一定弧度（图7-17、图7-18）。

3. 单手缝合技巧

对于假疝囊的缝合，我们的经验是采用前面略带弧度的雪橇针，仍采用三尾线锚定结，避免在腔镜下打第

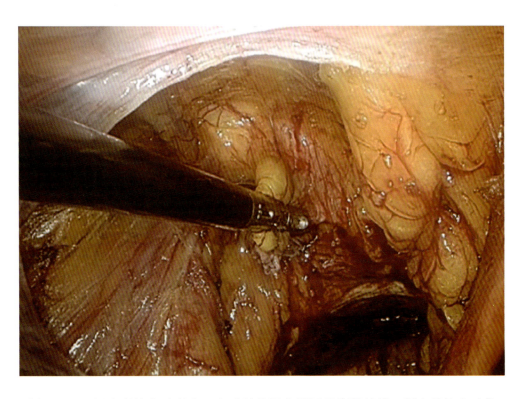

图7-17 假疝囊缝合过程中，左手只能固定增厚的腹横筋膜，所有的缝合动作依靠右手独立完成

In the suture of pesudohernia sac, left hand could only grasp tissue, all the suture movements should be done by right hand

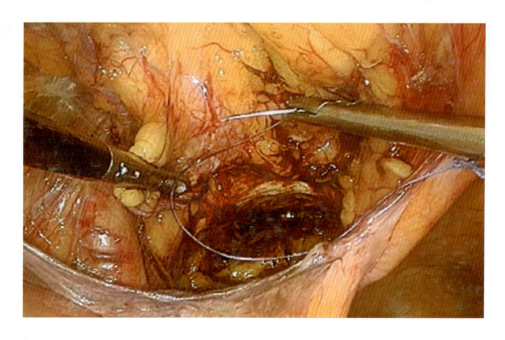

图 7-18　假疝囊缝合过程中，左手只能固定增厚的腹横筋膜，所有的缝合动作依靠右手独立完成

In the suture of pesudohernia sac, left hand could only grasp tissue, all the suture movements should be done by right hand

一个结。而三尾线良好的锚定作用，也能在假疝囊的缝合中起到重要的固定作用。而我们唯一改进的地方，是在三尾线其中的一条尾巴，留的长度较另外两尾长，这样在缝合结束以后，可以简便地打结固定。

拉住假疝囊的最顶端，在增厚的腹横筋膜被左手完全拉回腹腔后，以图 7-19 右侧假疝囊为例，我们首先在假疝囊顶端缝入第一针，然后横行方向缝合第二针，再由下至上缝合第三针，最后横行缝合第四针，并顺势缝在旁边的腹直肌外侧缘上，将线尾与三尾之中的长尾残端打结，在此将假疝囊固定在腹直肌外侧缘。打结完毕后再观察假疝囊的情况，如仍有缺损，可再次将此处的假疝囊拉回补充 1~2 针固定于腹直肌（图 7-19）。这样缝合的优势在尽量关闭腹膜缺损的同时，将增厚的腹横筋膜拉入缝合的区域内，作为愈合以后新腹壁组织的一部分。这样在消灭或尽量缩小死腔的同时，一定程度上加固了直疝缺损的腹壁。

总之，正如本章前文题要所讲，"腔镜下的缝合"属操作技能范畴，学员们首先通过以上的文字弄明白缝合的内容和原理的相关知识，然后在模拟器和临床实践中磨练技能，并进行刻意训练，在导师的指导下，理论与实践结合，最终熟练掌握这一缝合技能，不断提高自己的腔镜能力。

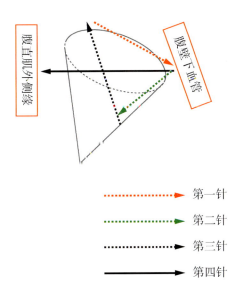

图 7-19 右侧直疝假疝囊的四针缝合固定法
Four-suture fixation for pseudohernia sac of right direct herina

思 考 题

（1）腔镜疝手术操作中，为什么不恰当使用高频电刀，会导致术后血清肿的产生？

（2）为什么腹膜缝合采用直针，而直疝假疝囊的缝合采用雪橇针？

（3）为什么直疝的假疝囊需要进行闭合处理？

（4）腔镜下腹膜的直针缝合为什么会节省时间？

（5）缝合动作的"转针"技术是什么？

（6）如何练习"反手缝"，其要点是什么？

参 考 文 献

[1] Khler G, Mayer F, Lechner M, et al. Small bowel obstruction after TAPP repair caused by a self-anchoring barbed suture device for peritoneal closure: case report and review of the literature [J]. Hernia, 2015, 19 (3): 389-394.

[2] 陈双, 周太成. 腹腔镜与机器人腹部疝修补术的认识 [J]. 中华消化外科

杂志, 2017, 16 (9): 903-906.

[3] 周太成, 于洪燕, 江志鹏, 等. 自制直针三尾免打结缝线在 TAPP 腹膜缝合的应用研究 [J]. 中国实用外科杂志, 2017, 37 (8): 907-910.

[4] Li J, Zhang W. Closure of a direct inguinal hernia defect in laparoscopic repair with barbed suture: a simple method to prevent seroma formation [J]. Surg Endosc, 2017, doi: 10.1007/s00464-017-5760-1.

[5] 唐小玲, 熊晏群. 自制雪橇针的设计与应用 [J]. 腹腔镜外科杂志, 2017, 22 (3): 164-176.

[6] Bracale U, Sciuto A, Andreuccetti J, et al. Laparoscopic recurrent inguinal hernia repair during the learning curve: it can be done [J]. Ann Ital Chir, 2017, 88: 62-66.

(周太成　李英儒　江志鹏　马　宁　侯泽辉　甘文昌　王　辉　陈　双)

第八章 TAPP操作的『七步法』

Chapter 8

TAPP procedures by "Seven Step"

> **提 要**
>
> TAPP 是英文 transabdominal preperitoneal hernioplasty 的缩写，即经腹腹膜前腹股沟疝成形术。TAPP 术式是开展腔镜疝手术的基础，学员们通过 TAPP 可熟知腹前下壁后方诸层的解剖结构，也可为 TEP（totally extraperitoneal hernioplasty）打下基础，甚至成为其后盾，即 TEP 不成功还可改为 TAPP。TAPP 还是治疗各种复发疝、复杂疝的利器。因此，本章要求学员们学习掌握 TAPP 操作。换句话说，若腔镜手术不会做 TAPP，不能说完全掌握了腔镜疝外科技术。
>
> 采用"七步法"去讲解 TAPP 操作，是提倡规范手术、告知读者如何分解手术动作和抓住操作的关键，以及分析手术中的难点和寻找解决难点的方法。

学术观点

（1）"七步法"就是从方法论入手，经临床验证的一系列术式原则论述。

（2）腔镜腹股沟疝修补，无论 TAPP 还是 TEP 都是基于"肌耻骨孔"的修补。

(3) 腔镜腹股沟疝修补是基于补片的修补。

Concept

(1) "Seven-Step" is a series of surgical principles discussed from the perspective of methodology.

(2) Laparoscopic hernioplasty, whether TAPP or TEP is based on the repair of "myopectineal orifice".

(3) Laparoscopic hernioplasty is based on mesh repair.

教学目的

(1) 掌握 TAPP "七步法" 的手术操作步骤。

(2) 学会分析手术的关键步骤和难点，寻找解决之道。

Teaching Purpose

(1) Mastering TAPP procedures by "Seven Step".

(2) Analyzing the key steps and difficulties of the operation and difficulties, and looking for the solutions.

教学内容

一、为什么是"七步法"

二、手术以外之事

1. 手术适应证
2. 应谨慎对待的病例及手术禁忌
3. 麻醉方式

4. 患者体位

5. 整体手术分布

6. 手术原理

三、"七步法"操作步骤

第一步：放置套管

第二步："画眉毛"，切开腹膜

第三步："立山头"，分离两个间隙

第四步："拉山头、走山脊"，分离疝囊

第五步：精索去腹膜化

第六步：放置补片

第七步：缝合腹膜，关闭穿刺孔

四、难点与解决之道

1. "山头"如何拉？"山脊"如何走？

2. 完整分离斜疝疝囊的技巧

3. 腹膜的缝合关闭

五、TAPP 操作"七步法"小结

Content

1. Why procedures by "Seven-Step"

2. Besides the surgery

Indications

Cautious selection and some contraindication cases

Anesthesia

Patient position

The overall surgical distribution

Operation's principle

3. TAPP procedures by "Seven-Step"

Place the trocar

"Drawing eyebrow", cutting the peritoneum

"Erect a hill", dissecting the two spaces

"Pulling the hill and dissecting the ridge", dissecting the sac

Parietalisation of spermatic cord

Mesh placemeht

Suture the peritoneum, close the puncture hole

4. Difficulties and solutions

Difficulties of the step "pulling the hill and dissecting the ridge"

Tips to complete dissociation of the oblique hernia sac

Skills of suture of the peritoneum

5. Summary of "Seven-Step" method of TAPP

思考题

Study questions

参考文献

Reference

第八章　TAPP 操作的"七步法"

TAPP 是英文 transabdominal preperitoneal hernioplasty 的缩写，即经腹腹膜前腹股沟疝成形术。是 20 世纪 80 年代末期的开始逐步发展成熟的术式，它源于开放手术中 Stoppa 和 River 的巨大补片加强内脏囊手术（Giant Prosthetic Reinforcement of the Visceral Sac，GPRVS）。

一、为什么是"七步法"

为什么是"七步法"？而不是四步法？五步法？或六步法？

因为，作为一套描述操作步骤、方法的完整过程，若只用四步、五步或六步去解释阐明，会发现明显因操作步骤划分太少，而显得粗糙，甚至无法交待清楚一个完整手术的重点与过程。

相反，为什么不用八步法、九步法或十步法？因为七是一个较为神奇的数字。有人说，上帝造人用了七天，故此，我们的生活周期就是七天，七天就是一个星期，日常的工作生活都是依此而作息，周而复始。七，不但可以是一个周期，还代表一个节奏，我们音乐的发音上，音阶的变化也是 1、2、3、4、5、6、7。在这七个节阶的基础上，通过七个音阶上的变化，配合长短、快慢，才有美妙动听的音乐旋律。另外，科学也证明，对于生活、工作上的具体事项，人的记忆因为习惯，在七以内的数字、事项、要点，包括七在内是容易记住的，而且顺序上也不易搞混，若超过七，就可能记不完整或在顺序上容易混淆。

中国悠久的历史文化告诉我们："大道至简"，如果一个看来颇为复杂的手术步骤能以七步说清楚，那么，推广起来就有抓手，就易在广大医生中建立标准和规范，这对提高我国疝外科整体水平很有意义。所以，在 2015 年第二届"全国疝和腹壁外科医师学术大会"（福州）上，时任中国医师协会疝和腹壁外科医师委员会主任委员的陈双教授提出并设计了一系列的"七步法"手术操作，如李金斯坦手术"七步法"、网塞手术"七步法"、腹膜前修补的"七步法"，以及腔镜的 TAPP 手术"七步法"和 TEP 手术"七步法"等。经过数年的实践、总结，特别是在微信公众号"南方疝论坛"上，TAPP 手术"七步法"和 TEP 手术"七步法"操作技巧的多次反复推出，最终使"七步法"广为流传，逐步深入人心。说到底"七步法"就是方法论，就是从方法论入手，以解决临床操作问题为目标的步骤与体系，方法论常涉及对问题阶段、任务、工具、方法技巧的论述，当然，方法论还有更高的层面，"七步法"仍只是对腹股沟疝手术操作的术式、方法进行分析研究、系统总结并提出较为一般性的原则。

实践证明用"七步法"来推广疝外科手术的规范化和标准化是十分有效的方法。

以上就是编写"七步法"的由缘。

二、手术以外之事

1. 手术适应证

（1）能耐受全麻与气腹的成人腹股沟疝病人，包括：斜疝、直疝、股疝、复合疝、双侧疝。

（2）难复性疝（包括滑动疝）。

（3）复发疝。

2. 应谨慎对待的病例及手术禁忌

（1）年龄超过80岁应相对谨慎。

（2）各种原因导致有中量以上腹水患者。

（3）多次腹腔内手术或曾有腹膜炎病史，估计粘连严重者应谨慎。

（4）心、肺功能不全，或不能耐受全麻和气腹者为禁忌。

3. 麻醉方式

TAPP手术需要气管插管全麻。因CO_2气腹后血液中CO_2水平会升高，为防止CO_2潴留对机体所造成的危害，需要机械通气加以及时清除。

4. 患者体位

患者头低脚高$10°\sim15°$平卧位，双上肢收起。

5. 手术区分布（图8-1）

（1）主刀立于病人的健侧进行操作。

（2）助手立于患侧或头侧持镜。

（3）台上护士位于手术台下方稍偏主刀一侧。

（4）监视器置于手术台下方正中稍偏向患侧。

6. 手术原理

从腹腔内切开腹膜，进入腹膜前间隙，进行相应游离，分离出疝囊。以肌耻骨孔为修补加强对象，用完整较大张的补片覆盖整个肌耻骨孔，关闭腹膜。

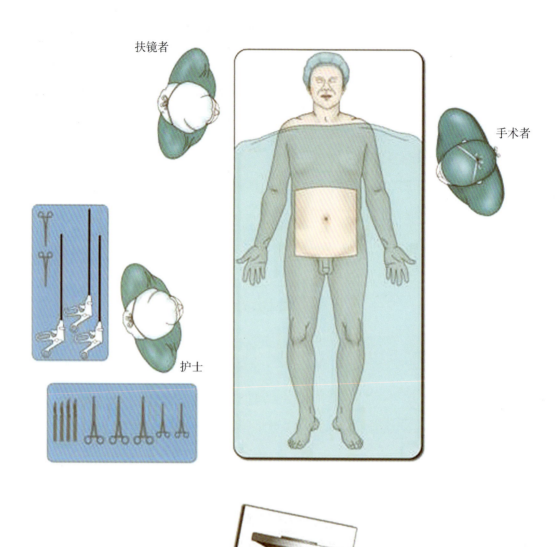

图 8-1 手术台分布
The overall surgical distribution

三、"七步法"操作步骤

第一步：放置套管

第 1 个套管选用 10～12 mm 作为腔镜观察孔，一般位于脐孔上方 0.5～1.0 cm 处。放置第 1 个套管后（进镜观察证实进入腹腔后）充入 CO_2 气体制造气腹（压力设定在 11～13 mmHg）；也可使用 Veress 气腹针制造气腹后放置第 1 个套管。

第 2、3 个套管选用 5 mm 作为操作孔。分别位于左、右侧腹，平脐或

— 152 —

脐水平以下0.5～1.0 cm，半月线外侧1.0～2.0 cm（图8-2）。在腔镜直视下放置，注意避免损伤腹壁下血管。

放置套管后进腹探查，鸟瞰腹腔全貌（包括上、下腹）无异常发现后，将镜头转向观察前下腹壁，一般可见纵行的五条皱襞（脐正中襞、脐内侧襞、脐外侧襞）（图8-3），明确双侧腹股沟区、疝的类型、有无疝内容物等，若为斜疝，还可调整镜头方向，经疝环进入疝囊内观察疝囊情况。

第二步："画眉毛"，切开腹膜

所谓"画眉毛"，指将疝环视如眼睛，在疝环上方水平切开腹膜的过程。

一般位于疝环上方1.5～2.0 cm；内侧不超过脐内侧襞，以避免损伤膀胱及输尿管（可沿脐内侧襞外缘纵形向上切开部分腹膜，以便分离Retzius间隙）；外侧达髂前上棘内上方（图

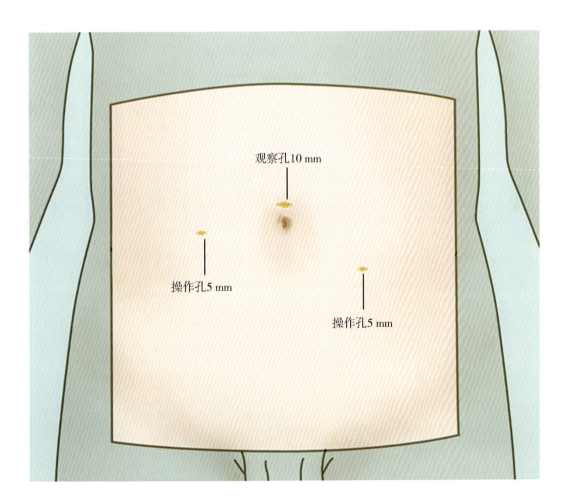

图8-2 腹部套管分布
Distribution of trocars

第八章　TAPP操作的"七步法"

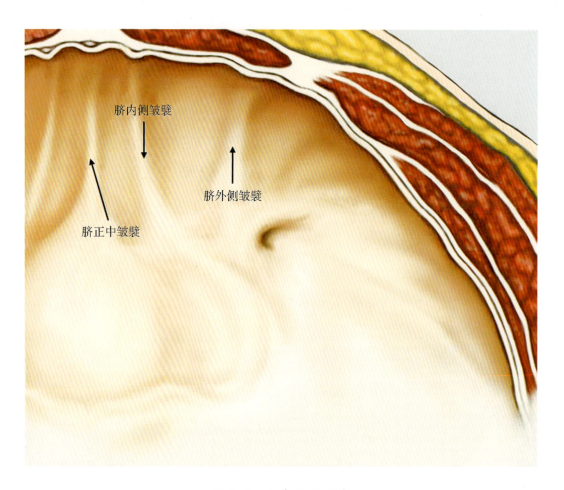

图8-3　五条腹腔皱襞
The five abdominal wrinkles

8-4、图8-5）。

操作细节及注意事项：

（1）腹膜切开线不需过长，足够游离间隙则可。

（2）可采用"气化腹膜前"方法，避免损伤腹壁下血管。即先在脐内侧襞外缘的腹膜上切开一小口，经此口向腹腔内拉动腹膜2～3次，让气体充入腹膜前间隙（称之为"气化腹膜前"，图8-6），然后继续"画眉毛"。这样可在腹壁下血管前制造出间隙，以免横行"画眉毛"过程中损伤腹壁下血管。

第三步："立山头"，分离两个间隙

所谓"立山头"，是指先游离Retzius间隙（膀胱前间隙）和Bogros间隙（腹股沟间隙），当两个间隙游离后疝囊犹如山头一样立在两间隙之间，成为"山头"。"山头"立起来后，可见其内侧面较为陡峭如悬崖，即Retzius间隙；外侧面则平缓如坡，即Bogros间隙（图8-7）。

游离Retzius间隙时，利用CO_2气

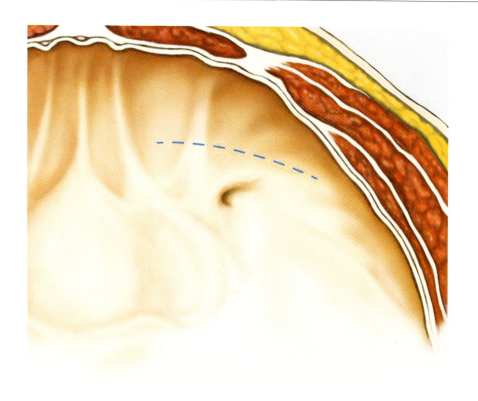

图 8-4 画眉毛（1）
"Drawing eyebrow", cutting the peritoneum

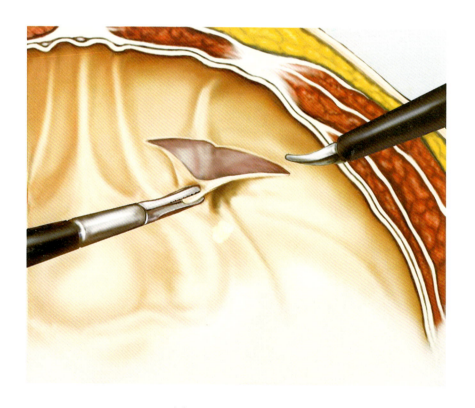

图 8-5 画眉毛（2）
"Drawing eyebrow", cutting the peritoneum

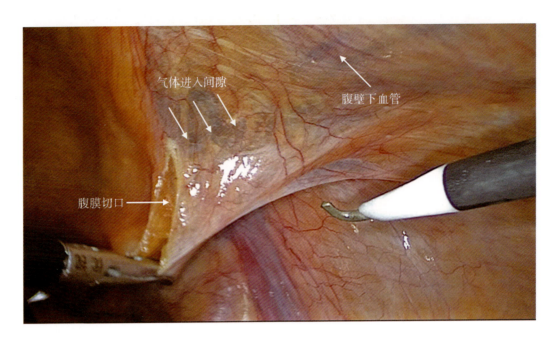

图 8-6　气化腹膜前
Gasification of the preperitoneal space

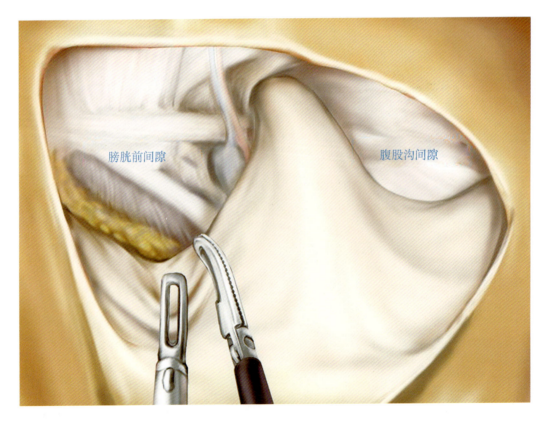

图 8-7　分离两个间隙,"立山头"
"Erect a hill", dissecting the two spaces

体的压力,找到正确的层面进行钝性加锐性分离,气体进入间隙后可显示疏松组织,沿疏松组织向耻骨联合方向分离,遇少量纤维索带或小血管可用单极电凝切断。判断是否正确进入Retzius间隙的标志,是可见白色的耻骨梳韧带。

游离Bogros间隙时,也是钝性加锐性分离,将腹横筋膜与腹膜分开,牵拉腹膜向下,直至显露髂耻束,或向下接近腹膜返折。

操作细节及注意事项:

(1)切勿直奔主题分离疝囊。

(2)游离Retzius间隙时,要将脂肪组织拨向内侧(膀胱方向),不要在脂肪组织内进行分离,以免损伤出血。

(3)多数患者在耻骨梳韧带外侧接近内环位置有"死冠"血管,注意勿伤。接近"死冠"处,Retzius间隙的分离可暂停。

第四步:"拉山头、走山脊",分离疝囊

"拉山头、走山脊",是指左手持钳牵拉疝囊上端(拉"山头"),右手沿疝囊上方的"山脊"向皮肤侧推开,或分离疝囊与周围的粘连(图8-8)。还要同时向疝囊的两个侧面

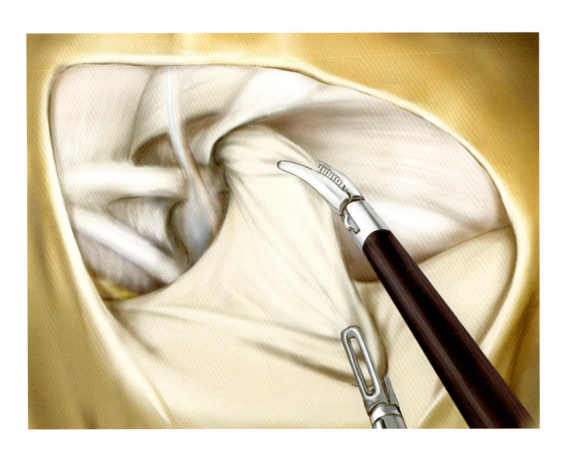

图8-8 "拉山头、走山脊"
"Pulling the hill and dissecting the ridge"

扩展，增加分离面，通过左、右手的交替，沿疝囊上方的"山脊"一直游离下去。

斜疝的疝囊是从外上方向内下方穿过腹壁，用"拉山头、走山脊"的方法，先向疝囊上方及两侧面分离，再沿"山脊"一直下去，走到底，发现疝囊与精索的附着点，此时加用电刀分离附着点，将立起的山头"放倒"，然后看清层面，将疝囊与精索的附着逐步分离。对分离有困难的疝囊用"T"型切开横断疝囊的方法处理。

"拉山头、走山脊"是一个连续、交替进行的过程。左手主要负责牵拉疝囊并引导方向，以改变腔镜视野下的观察角度，看清疝囊与精索的界线，从而保持正确的层面。右手主要分离和切断疝囊与精索血管的附着。

强调，所有"拉山头、走山脊"动作都是由腹腔内完成，不是在腹股沟管内或疝环的缺损内进行的。

能否拉动"山头"，关键在于切开"精索内筋膜"（图8-9）。精索内筋膜将疝囊与精索环绕包裹在一起，若未切开此层筋膜常无法拉动

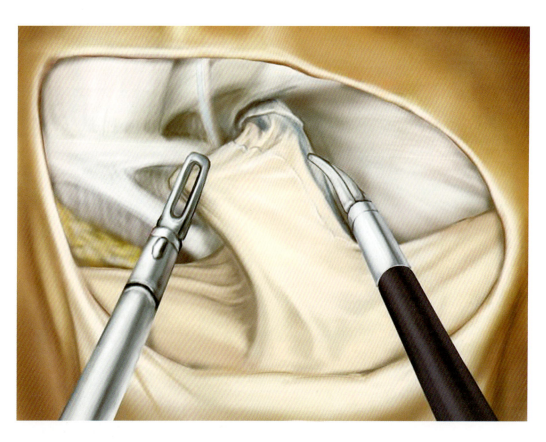

图8-9 切开精索内筋膜
Catting open the internal spermatic fascia

"山头"。

疝囊的"T"型切开横断方法：

此法适用于：巨大的斜疝疝囊和阴囊疝；复发疝，疝囊周围粘连较重或层次不清；腹膜太薄，张力过大，需要利用部分疝囊的腹膜以减少关闭腹膜时的缝合张力；对初学 TAPP 手术者也非常有益。"T"型切开横断疝囊目的是保留适当的疝囊腹膜，以减少腹膜缝合的张力。

具体方法是：先纵行切开疝囊 3～4 cm，再横行做水平切断（环状）（图 8-10、图 8-11）。切除了位于腹股沟管的大部分疝囊。内侧方向靠近腹壁下血管，要避免损伤；离断疝囊后壁时宜与前壁切开线保持在同一水平；疝囊后壁的深部是精索血管和输精管，切断时宜将后壁轻轻提起，并注意深度，避免损伤。

对于直疝，关键是找到腹横筋膜的层面。左手牵拉疝囊，右手牵拉腹横筋膜，并将疝囊与腹横筋膜之间的层面确立后，通过两手的对抗牵拉，就可将疝囊完整分离下来。若直疝缺损较大，腹壁薄弱，宜内翻疝囊，将"假疝囊"即腹横筋膜拉向下方，以

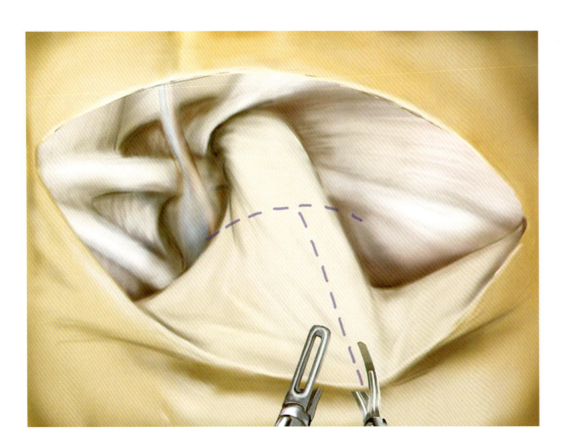

图 8-10　沿疝囊纵轴方向切开，再向左右两侧横行切开疝囊
Cutting along the longitudinal axis of the hernia sac and then transversely like the caprital letter "T"

第八章 TAPP 操作的"七步法"

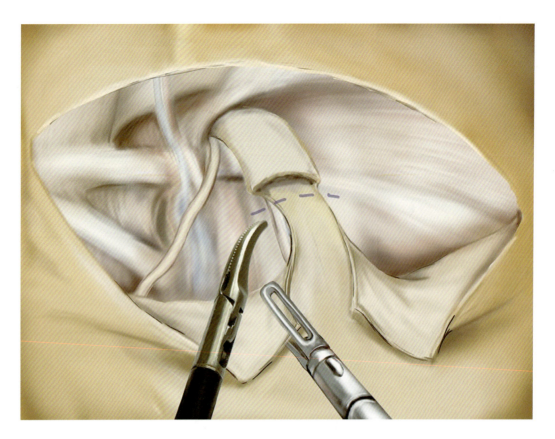

图 8-11 离断后壁，完成疝囊的横断
Complete transaction of the hernia sac

螺旋钉固定于耻骨梳韧带上（注意：勿在有血管处钉合，见图 8-12）。另外，也可将"假疝囊"缝合至内侧的腹直肌边缘（图 8-13，及详见第七章直疝"假疝囊"的缝合与技巧）。

第五步：精索去腹膜化

精索的去腹膜化是一个过程，也称精索腹壁化，源于英文"parietalisation of spermatic cord"的直译，这个操作的过程是继续扩大高位游离疝囊及其相连的腹膜，以便使补片放置于精索与腹膜之间。精索与腹膜分离需求的长度为 5~6 cm。这一步骤最后还要"追平腹膜线"，并进一步使 Retzius 间隙与 Bogros 间隙贯通。

所谓"追平腹膜线"，这个"追"是一个动作，指将疝囊继续超高位的游离至腹膜返折处，包括进一步显露"死亡三角"和"疼痛三角"区域，分离面下缘呈现为一水平的基线，为补片的平整放置预留足够的下缘空间（图 8-14）。在这一过程中，有时可见与精索一起向疝环内下行的脂肪组织，也要将其游离以免有脂肪组织滑入疝环造成术后类似复发的征象。

在游离至 Bogros 间隙内侧缘与

第八章 TAPP 操作的"七步法"

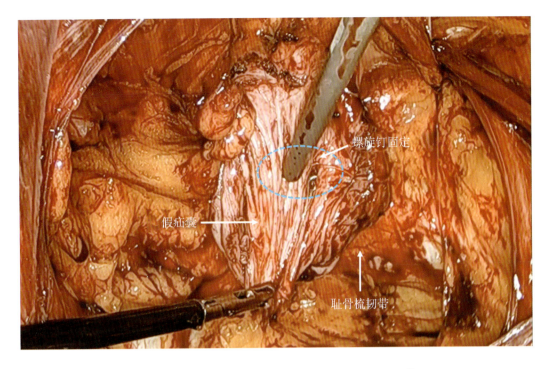

图 8-12 "假疝囊"螺旋钉固定于耻骨梳韧带
Fix the "false hernia sac" to the cooper's ligament by tacks

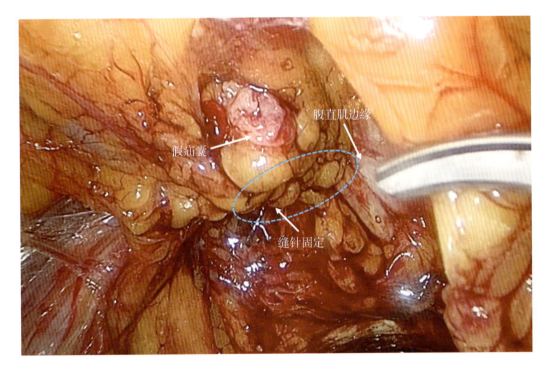

图 8-13 "假疝囊"缝合固定至腹直肌边缘
Fix the "false hernia sac" to the rectus abdominis by suture

第八章　TAPP 操作的"七步法"

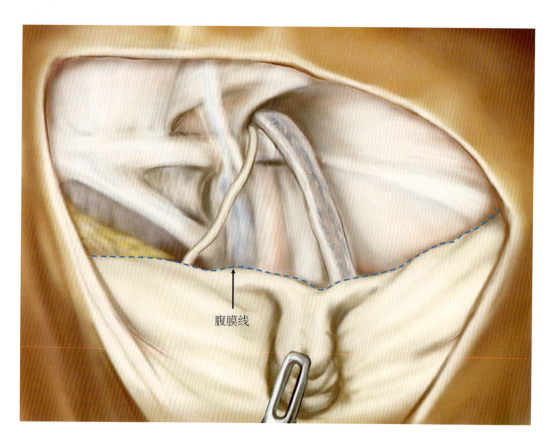

图 8-14　追平腹膜线，显露"死亡三角""疼痛三角"
Flattening the peritoneal line and reveding the "Danger triangle" and the "Pain triangle"

Retzius 间隙交界处时，牵拉腹膜往往可见位于两间隙之间的纤维条索状结构，称之为"间隙韧带"（图 8-15）。该韧带接近输精管，阻隔在两个间隙之间，需要将其切断，才能贯通两个间隙。

第六步：放置补片

放置补片前用分离钳将腹膜切开线上方的腹膜牵拉出适当的间隙，一般为 2 cm 左右，以为补片的放置预留上缘空间。

TAPP 放置补片的大小为 15 cm × 8 cm。将补片用腔镜钳适当卷曲后经观察孔放入腹腔，在腹腔内展开。先放置补片的内侧，将内侧缘经 Retzius 间隙覆盖至耻骨联合，然后补片向外覆盖 Bogros 间隙，使补片的范围覆盖整个"耻骨肌孔"，即内侧边缘超过耻骨结节 2.0 cm，外侧边缘达髂前上棘内上方，上缘要超过疝环缺损上缘 2.5 cm 以上，下缘与腹膜返折线平齐（图 8-16）。补片放置要平整，犹如一面"墙"站起来，特别是此"墙"的根部不能卷曲。

补片是否需要固定？回答这个问题要视什么类型的疝、疝环大小、补

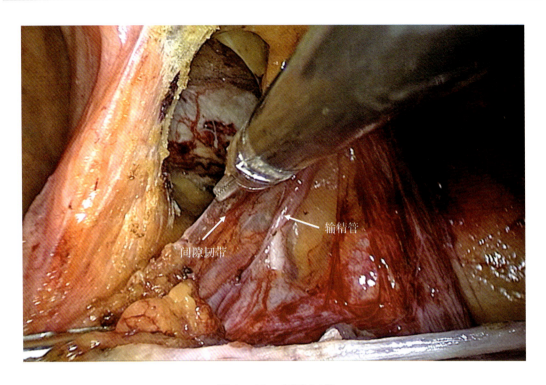

图 8-15　间隙韧带
Interstitial ligament

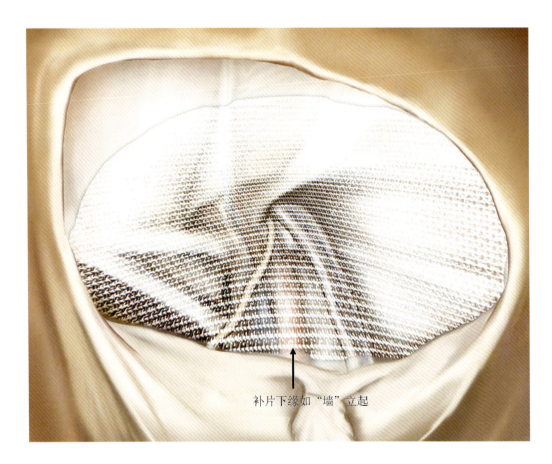

图 8-16　放置补片
Placement of the mesh

片的特性及腹膜前分离的间隙大小而定。一般斜疝，疝环小于 5 cm，聚丙烯的标准网片（不是超轻补片），不需要固定，直疝一般在处理了"假疝囊"后，也不固定。因为固定一是需要额外的花费、额外的时间；二是固定补片还与术后的慢性疼痛有关。对于 TAPP 手术腹膜前分离的间隙，一般不会过大，补片放入后没有移位的空间。我们固定补片的标准是：疝环大于或等于 5 cm 的大疝，如进入阴囊的直疝，巨大的斜疝或滑动疝。

选用"免缝合自固定补片"（带有可吸收的微钩的网状补片）也可免除固定。

我们自己有连续的 508 例 TAPP 手术补片（聚丙烯的标准 3D 网片）术后随访超过 1～2 年时间，无 1 例复发的数据。

如果确需固定，如何固定，选用何种工具或材料固定？首选金属质地的螺旋钉枪固定。若选择打一颗钉，就钉在耻骨梳韧带上（可吸收钉，能否钉在耻骨梳韧带上，钉合前需确

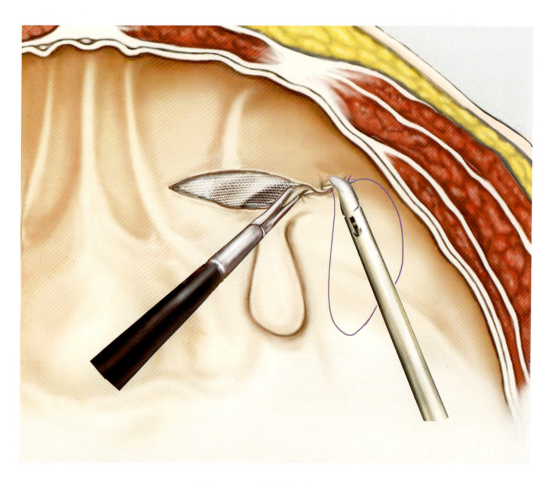

图 8-17　缝合腹膜（一）
Suture of the peritoneam 1

认）；若选择两颗，一颗在耻骨梳韧带上，一颗在腹直肌上。其次，选用缝合固定。

第七步：缝合腹膜，关闭穿刺孔

缝合腹膜常常成为 TAPP 手术的难点之一，操作时注意左手的"动"与右手持针的相对"不动"，即左手用腹膜的一个"面"去找右手针尖的一个"点"；将旋转手腕的间断运动改为直针的连续穿越，这样减少两手之间的传递动作，从而达到省时省力的效果。另外，还要注意拉线的方向。详细操作见第七章（图 8-17 至图 8-19）。

手术完毕后先拔除左、右两侧 5 mm 的套管，注意拔出时要在腔镜下观察其穿刺孔是否有出血（因其穿过肌肉）。曾有人报道，因两侧小的套管穿行肌层，拔除后出血进入腹腔而不易被发现，导致失血性休克。超过 10 mm 的穿刺孔分两层缝合，直视下关闭腱膜层，以防止发生穿刺孔疝；5 mm 的穿刺孔可一层缝合。

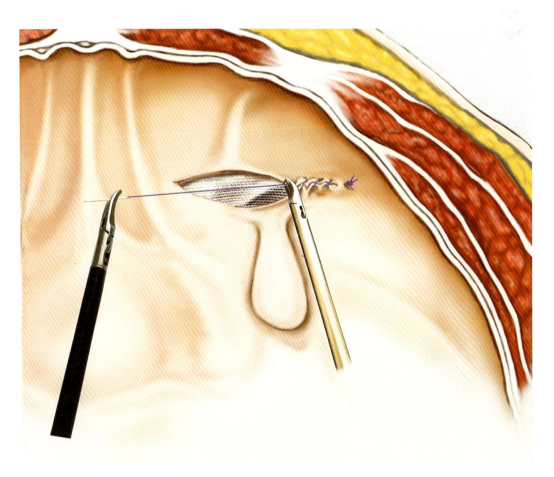

图 8-18 缝合腹膜（二）
Suture of the peritoneam 2

第八章　TAPP 操作的"七步法"

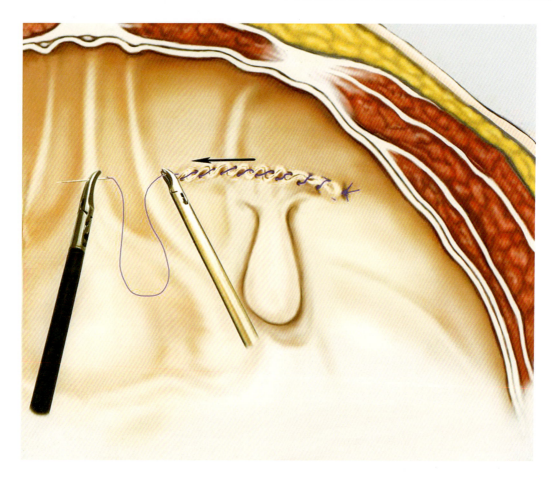

图 8-19　缝合腹膜（三）
Suture of the peritoneam 3

四、难点与解决之道

1. "山头"如何拉？"山脊"如何走

根据以往的教学经验，在"七步法"中，第四步"拉山头、走山脊"的操作，学员们可能遇到困难，对于有些斜疝的疝囊根本拉不动。这是因为，斜疝疝囊与精索一起被一层精索内筋膜所包裹，斜疝疝囊与精索和精索内筋膜的关系如图 8-20 所示。特别是对相对年轻、腹横筋膜弹性较好的病人，如果不切开这层精索内筋膜，斜疝的疝囊很难被拉动。

因此，能否拉动"山头"，关键在于切开"精索内筋膜"。这里还是要强调的是"电刀不是刀，不靠压力与划开的速度切开或分离组织"。由于精索内筋膜往往较菲薄，刀头按压的力度过大或电刀输出的功率过高容易切穿疝囊。分离疝囊过程中，左、右手需交替改变疝囊牵拉的位置，以

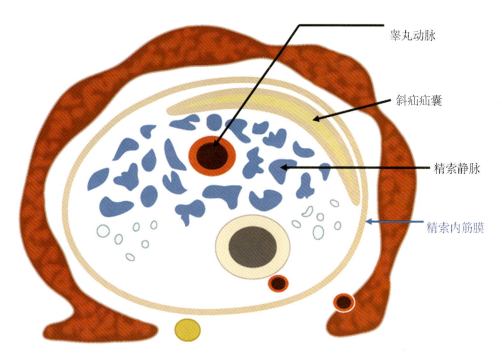

图 8-20 斜疝疝囊与精索关系
Relationship between the oblique hernia hernia sac and the spermatic cord

保持左手拉"山头"的张力。

2. 完全分离斜疝疝囊的技巧

为了更好地阐述分离疝囊的过程，可以把斜疝疝囊当作一个立体的"三角形锥体"，由外上斜向内下。

拉"山头"是拉着三角形锥体的上方，切开包绕这个锥体表面的一层薄薄的精索内筋膜，这样走"山脊"才能向前走下去，注意同时分离扩展三角形锥体的两个侧面。最终可以看见锥体顶端与精索的附着点，切开附着点后慢慢分离扩大锥体的底面，即锥体与精索的附着面，逐步将三角形锥体游离至接近内环的水平，即完整的分离疝囊。

3. 腹膜的缝合缝合关闭

初学 TAPP 的手术时，可能要把一半的手术时间花费在腹膜的缝合上。有时还会将腹膜缝拉得支离破碎、千疮百孔，令人不免感觉仍提心吊胆，会不会术后出现腹腔粘连和肠管内疝。

所以，这里再次强调缝合技巧：

注意左手用分离钳的"动"与右手握针持的相对"不动"；TAPP 的手术中"陈氏直针缝合法"解决了腹膜的缝合难题。将间断旋转手腕的缝合运动转变为直针的连续穿越，同时减少两手间的传递动作，达到快速的关闭腹膜的目的。实践证明这是一可学习、可重复、易掌握的好方法。更详细的关于腔镜下腹膜的缝合，请参见本书第七章腔镜下腹膜的缝合。

五、TAPP 操作"七步法"小结

以上分别阐述了 TAPP"七步法"的操作步骤，现加以小结，步骤和顺序必须记熟：

第一步：放置套管。

第二步："画眉毛"，切开腹膜。

第三步："立山头"，分离两个间隙。

第四步："拉山头、走山脊"，分离疝囊。

第五步：精索去腹膜化，扩大分离。

第六步：放置补片。

第七步：缝合腹膜，关闭穿刺孔。

如何才能真正地做好 TAPP 手术，既要掌握好手术整体战略步骤，又要处理好每步的细节，细节中体现着理念与技巧，理念与技巧都能完美地表达，这样才能说学会了 TAPP 手术。随着技术的不断进展，用机器人辅助的 TAPP 手术也越来越多，可以预见在不远的将来，由机器人做腹股沟疝手术也同样是 TAPP 式术的一家天下。机器人的视野更稳定、清晰，缝合更灵活和方便，使疝的手术更完美。

思 考 题

(1) 如何分"七步"来分解 TAPP 的手术操作？

(2) TAPP 手术的要点和难点是什么？

(3) 游离 Retzius 间隙时需注意的地方在何处？

(4) 什么时候要做疝囊"T"型切开？目的和优点是什么？

(5) 为什么说腹腔镜 TAPP 技术对复杂疝具有优势？其可行性、危险性和效益性在哪里？

(6) 如何理解电刀不是刀的理念？

(7) 为什么斜疝一般情况补片不用固定？

(8) 对于巨大疝 TAPP 如何选择？有哪些注意事项？

(9) 对复发疝 TAPP 应如何做？

(10) TAPP 手术的补片需要固定吗？

百字令
腔镜"七步法"

疝

腔镜

微创好

恢复之快

医患未料到

赖依细节布好

画眉浅山头立高

山脊透视转角重要

切与凝轻轻点烟缈缈

何惧疝囊厚重粘连又娇

分腹膜基线追平勿超

补片立起铺平不翘

三尾结缝线自锚

直针穿越缝到

结系紧三道

腹膜缝好

七步法

实在

妙

参 考 文 献

[1] Novitsky Y W, Czerniach D R, Kercher K W, et al. Advantages of laparoscopic transabdominal preperitoneal herniorrhaphy in the evaluation and management of inguinal hernias [J]. Am J Surg, 2007, 193 (4): 466 - 470.

[2] Hawasli A, Thao U, Chapital A. Laparoscopic transabdominal preperitoneal inguinal hernia repair for recurrent inguinal hernia [J]. Am Surg, 2002, 68 (3): 303 - 307.

[3] Pelissier E P, Blum D, Marre P, et al. Inguinal hernia: a patch covering only the myopectineal orifice is effective [J]. Hernia, 2001, 5 (2): 84 - 87.

[4] McCormack K, Scott N W, Go P M, et al. Laparoscopic techniques versus open techniques for inguinal hernia repair [J]. Cochrane Database Syst Rev, 2003, (1): CD001785.

[5] 陈双, 李英儒. 谈腹股沟疝腔镜的腹膜外修补操作技术 [J]. 中国普通外科杂志, 2017, 26 (10): 1227 - 1229.

[6] 李英儒, 江志鹏, 周太成, 等. 陈双腹股沟疝网塞—平片修补技术七步法: 附视频 [J]. 中华普通外科学文献（电子版）, 2017, 11 (2): 138 - 140.

[7] 周太成, 于洪燕, 江志鹏, 等. 自制直针三尾免打结缝线在TAPP腹膜缝合的应用研究 [J]. 中国实用外科杂志, 2017, 37 (8): 907 - 910.

[8] Sakon M, Sekino Y, Okada M, et al. Laparoscopic inguinal hernioplasty. After robot-assisted laparoscopic radical prostatectomy [J]. Hernia, 2017, 21 (5): 745 - 748.

（江志鹏　周太成　李英儒　侯泽辉　马　宁　甘文昌　陈　双）

第九章 TEP操作的「七步法」

Chapter 9

TEP procedures by "Seven Step"

提 要

TEP 是英文 totally extraperitoneal laparoscopic hernioplasty 的缩写，中文名称为"腔镜完全腹膜外腹股沟疝修补术"。该术式在 1993 年由 J. B. McKernan 首次报道，历经 20 多年的发展，技术上日臻成熟，已成为腔镜下腹股沟疝标准治疗术式之一。相比 TAPP，TEP 的特点是不进入腹腔，对腹腔器官的影响小、干扰少。本章以"大道至简"的原则将 TEP 操作步骤分为七步加以阐述。

学术观点

（1）TEP 是基于"肌耻骨孔"缺损的修补，与腹股沟疝的分型分类关系不大。

（2）TEP 手术与 TAPP 一样，并没有对腹股沟区域的缺损进行所谓的修补，而是用一较大的补片在腹膜前进行加强（reinforcement）。

Concept

（1）TEP approach is based on reinforcement of the myopectineal orifice, which does no matter whcd classification of inguinal hernia.

(2) Both TEP and TAPP approach, do not repair defects of the ingniral area, but using a larger patch of mesh to reinforce the abdominal wall instead.

教学目的

(1) 建立正确的操作空间与层次。

(2) 掌握两手相互配合分离疝囊的操作。

Teaching Purpose

(1) Establishing thc correct operating space and level.

(2) Mastering two hands co-operation when separatiry.

教学内容

一、适应证

二、TEP 操作"七步法"

第一步：放置套管

第二步：操作空间的建立

第三步："立山头"，游离两个间隙

第四步："拉山头、走山脊"，疝囊的分离

第五步：精索去腹膜化

第六步：放置补片

第七步：排出 CO_2 气腹，关闭穿刺孔

三、常见的问题与解决之道

1. 操作空间

2. 腹膜破裂

3. 出血与渗血

Content

1. Indications, cautious selection and some contraindication cases
2. TEP procedures by "seven-step"
   (1) Place trocars
   (2) Establish the operating spaces
   (3) "Erect a hill", dissected the two spaces
   (4) "Pulling the hill and dissected ridge", the sac dissection
   (5) Parietalisation of spermatic cord
   (6) Place the patch of mesh
   (7) Discharge CO_2, close port-site
3. Common problems and solutions
   (1) Operating Space
   (2) Peritoneal tear
   (3) Bleeding and blood infiltration

思考题

Study questions

参考文献

Reference

第九章 TEP 操作的"七步法"

一、适应证

适应证：各类成人腹股沟斜疝、直疝以及股疝。

慎用的病例：对于有下腹开腹手术史、嵌顿疝、巨大完全性阴囊疝、难复性疝、双侧疝或者开放术式修补后复发疝慎用。初学者对进入阴囊较大的疝或病史较长，曾有嵌顿者也慎用。

相对禁忌病人：不能耐受全麻，嵌顿疑有绞窄疝者为手术禁忌。

二、TEP 操作"七步法"

第一步：放置套管（trocar）

套管的分布目前有三种方式：中线位、中侧位、双侧位，各有优缺点。

中线位是目前常用的布孔法。两个操作孔分别位于脐孔与耻骨连线上 1/3 和下 1/3 的部位，三个套管成一直线分布（或根据病人下腹的长度稍偏上分布，以利于操作）。这种方法操作简单，缺点就是器械之间有时候会互相干扰，存在所谓的"筷子效应"（图 9-1）。

中侧位的第二套管位于脐孔与耻骨连线上 1/3，且稍向健侧偏移 0.5～1 cm 处。第三套管放置在腹直肌外侧、脐下 2 横指处。这种穿刺孔分布安排器械之间的干扰少，但需要一开始就充分游离外侧间隙（图 9-2）。

双侧位的两个套管分布类似 TAPP，均在腹直肌外侧脐下水平。这种方法器械不容易相互干扰，但需要比较好的穿刺技巧。初学者可以在手指的引导下穿刺，也可以用专门的方法，如逆向穿刺法（图 9-3）。

第一个套管放置方法。

万事开头难，第一个套管放置是 TEP 操作关键点之一。常规选用 10～12 mm（trocar）作为腔镜的观察孔。在脐下方偏患侧的 0.5～1.0 cm 处，切一 10 mm 左右的横行或竖行切口。用拉钩将皮肤和皮下组织牵开，显露白色的腹直肌前鞘。切开前鞘见到下方的腹直肌，用拉钩牵开腹直肌（注意：为保证层次正确，一定要见到肌肉组织），显露后鞘，伸入钝头卵圆钳稍加扩张与分离，扩大此间隙，将 10～12 mm 的套管置入，拔除内芯

第九章 TEP操作的"七步法"

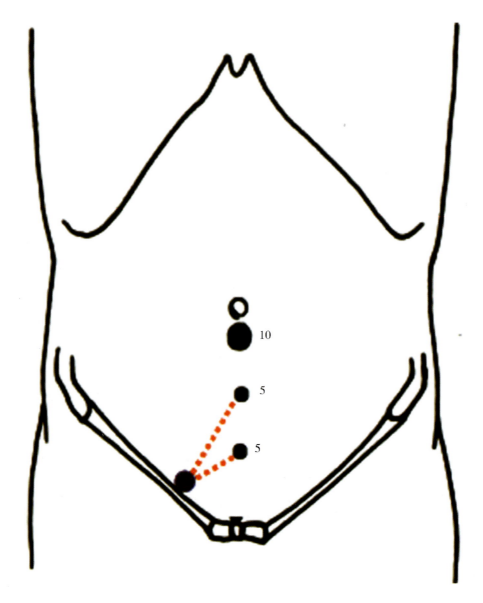

图 9-1 中线位布孔法
Trocars posltion: middle line placement

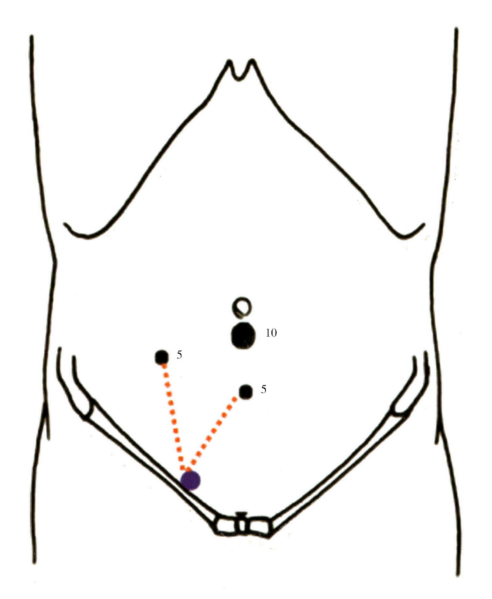

图 9-2　中侧位布孔法
Trocars posltion：middle-lateral placement

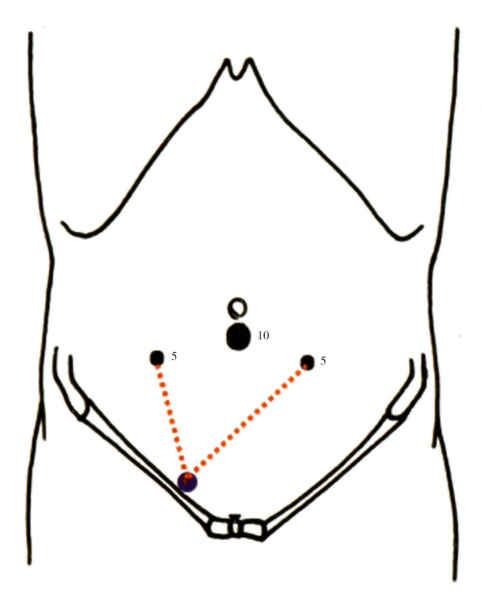

图 9-3 双侧位布孔法
Trocars posltion：bilateral placement

第九章 TEP操作的"七步法"

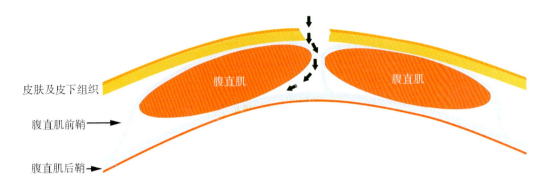

图9-4 第一个套管的建立方法（黑粗箭头表示切开的方向）
The first trocar placement (cut along the black arrow)

> 【细节】第一个套管不选择在正中，一般选择在偏患侧。因为脐下正中就是白线，白线是纤维组织，深浅不好把握，也不好找层次。所以，我们是偏患侧，容易暴露前鞘并切开，见到下方的腹直肌，用一小拉钩将腹直肌拉到一边，见到后鞘，放入第一个套管。

（图9-4），充入CO_2气体（压力设定在11～13 mmHg），稍等半分钟至1分钟。

第二步：操作空间的建立

TEP手术是按解剖层面进行分离建立操作空间的，需要强调的是该术式并非是在腹部已有的空间基础上进行的。因此，建立操作空间尤为重要。操作空间的建立有三种方法：一是手指法；二是球囊充气扩张法；三是镜推法。

手指法：是用术者的手指触觉去游离空间，方便灵活。缺点是可能有出血，影响视野。另外，由于术者手指的粗细不一，可能会导致放置套管后漏气，此时需在皮肤或腹直肌前鞘处加缝一针。

球囊充气扩张法：几乎全世界的TEP手术，包括印度、埃及等第三世界发展中国家都用已商品化的球囊通过充气扩张法建立空间的。但可能由于费用较高等因素，在我国基本上没有开展此种方法。

镜推法：实际上这种方法是利用CO_2气体依照前腹壁的组织密度不同，会自动弥散入密度较稀疏的组织中的原理，从而达到省时省力之功效，故有"巧用气体"之说，这也是上述在放置第一个套管后，拔除内芯，充气要等一会儿的缘故。然后，外加腹腔镜镜杆的推拨动作,继续充气,建立操作空间。注意,在半环线以上的区域,腹直肌后是一个疏松的间隙,不会轻易走错。通过上、下、左、右摆动镜杆,可扩大腹直肌后的腹膜前间隙。在半环线以下区域,腹直肌后鞘是缺如的,只有腹横筋膜延续,所以通过CO_2气体在一定压力作用下,腹壁后层就会向腹腔内凸起。只要进入此间隙,空间会有豁然开朗的效果。这个空间是TEP操作的基础和关键。

第二个套管(5 mm trocar)一般在正中线上,脐与耻骨联合上1/3处。经镜推后所建的间隙空间内,在腔镜的直视下放入。然后,插入腔镜电动力设备(电钩或电剪刀),进一步沿镜推的层面向下方分离,扩大手术野的空间,直至暴露耻骨联合,为放置第三个套管做准备。

在腔镜视野下放入第三个套管(5 mm),可沿下腹中线在脐孔与耻骨联合正中联线下1/3处穿刺入腹膜前间隙(图9-5)。

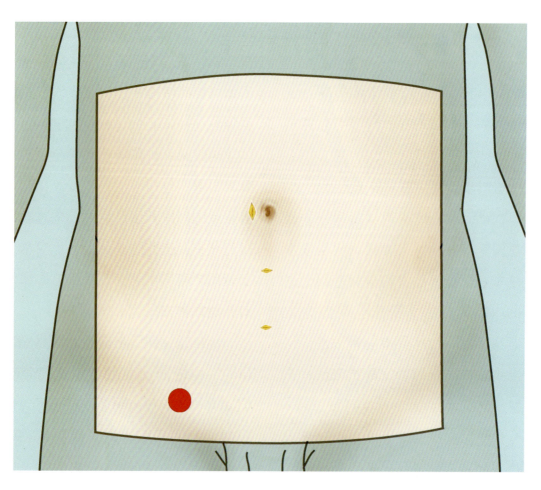

图9-5 第二、第三个套管的穿刺部位(中线位)
The position of the second and third trocar (middle line)

> CO_2 气体在 TEP 对建立空间的作用：CO_2 在腹腔镜疝手术中扮演着一只无影手的角色，尤其在 TEP 手术的时候，刚开始创建间隙的时候，没有任何辅助工具，仅靠 CO_2 维持足够的张力，冲开疏松的腹膜前间隙，辅以镜头的推拨作用，能迅速建立空间。

第三步："立山头"，游离两个间隙

在进行第一、第二步的时候，其实已经把腹膜前间隙游离很大一部分了，在继续往前下推间隙的时候，就自然进入 Retzius 间隙，视野中可见疏松白色的网状结构，用镜杆向前可触碰到耻骨联合。

这时候，应该用腹壁解剖标志作为手术路径进行"导航"。可以参照前下腹壁体表，手压一压皮肤，判断大致的方位。手术操作的方向朝着耻骨联合的方向，不要偏左，也不要偏右。另外，可以耻骨联合和白色耻骨梳韧带为标志。注意，在穿过腹横筋膜后，才能到达耻骨联合。如果一直暴露不了耻骨联合，可能是层次走深了，即太靠近腹腔或膀胱。及时调整以见到耻骨联合为目标，到达耻骨联合后，向下游离 1.5～2 cm 即可，不要过多的游离，否则，可能会损伤耻骨后静脉丛（图 9-6）。

找到耻骨联合和耻骨梳韧带是建立 Retzius 间隙的关键点，用它来确立正确层面和视野。到达耻骨联合后，继续往其下方分离 2 cm 以内，请勿分离过深。过深会损伤前列腺及耻骨后方血液的静脉丛，一旦损伤，可能止血困难（首选以纱球按压）。向外侧暴露耻骨梳韧带的时候，应注意不要损伤"死冠"血管。注意："死冠"血管是连接与髂外和髂内系统的变异的闭孔血管与腹壁下血管的吻合支，可能是动脉，可能是静脉，也可能同时有动脉又有静脉。当 Retzius 间隙游离到达"死冠"处可暂停。

Retzius 间隙的游离后，不要急于去找疝囊或分离疝囊，而应将视野转向外侧，从外上向外下游离，然后与中间操作空间相汇合。通常这一过程会见到腹壁下血管，注意：如果腹壁下血管在视野下方，说明操作层面走浅了（太靠近腹壁表面了）。设法调整手术层面，将腹壁下血管放在视野的上方，越过腹壁下血管，向外下侧分离，就是 Brogos 间隙。沿此间隙，向上外侧达髂前上棘，向下到达内环口水平，底边到达腹膜反折处（图 9-7）。

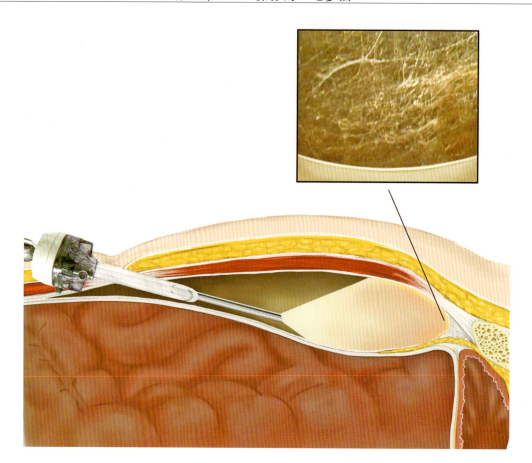

图 9-6 TEP 空间建立过程中的"导航"
The guidance of space establishment

当操作将 Retzius 间隙和外侧的 Bogros 间隙都分离了,这时就将疝的起始部像一"山头"一样"立"起来了,是直疝、斜疝、股疝或者复合疝,依照腹壁解剖标志(如腹壁下血管、耻骨梳韧带等)就可自然表现出来。所以说,TEP 手术操作中不用刻意去找疝囊。

第四步:"拉山头、走山脊",疝囊的分离

在建立好腹膜前间隙后,"山头"自然"立"起来了。对于如何"拉山头、走山脊",在上一章"TAPP 七步法"中已有详细的介绍,在此强调拉动"山头"的关键是要切开或分开精索内筋膜,其他不多赘述,主要是沿着疝囊上缘,向体表分离,直至见到疝囊与精索或附睾处的附着处。如何使视野效果更佳,需要两手与镜头间的配合和牵拉的方向。

(1)直疝疝囊的处理。

直疝位于腹壁下血管内侧的直疝三角区域,为一个平面上的缺损与凸出,在分离 Retzius 间隙的时候会发现疝囊阻挡了手术视野。稍加分离后到

第九章　TEP操作的"七步法"

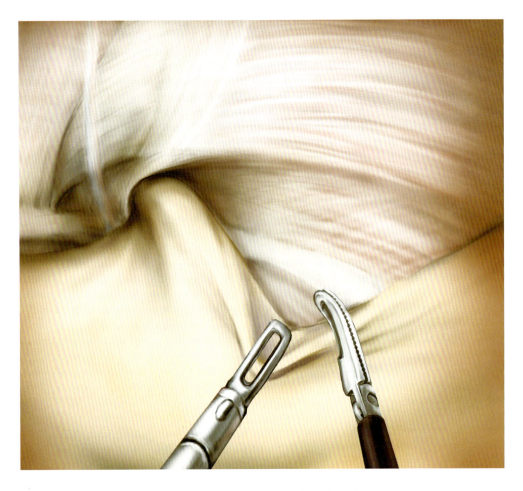

图9-7　游离Bogros间隙（右侧疝）
Dissection of Bogros'space（the right side inguinal hernia）

> 注意：分离髂窝间隙的时候一定不能过深。正确的层面应该是仅把腹膜游离下来，而脂肪组织应该保留在腹壁上，不能暴露其深部的肌肉。脂肪组织的深部往往走行着神经，如股外侧皮神经。

达腹横筋膜平面，用分离钳左右手对抗牵拉，可较轻易地将直疝疝囊完整分离、拉出，内翻入腹腔。此时，直疝的前腹壁上缺损可完整显露，缺损的内衬为松弛的腹横筋膜，即所谓的"假疝囊"。小的假疝囊可不做处理，较大的假疝囊（≥3 cm）要用分离钳抓住拉回，可以用套扎线套扎，或直接钉在耻骨梳韧带上（详细可参考TAPP直疝疝囊的处理），也可以用缝线将假疝囊缝合固定在腹直肌边缘上。

（2）斜疝疝囊的处理。

斜疝的腹壁缺损是在腹壁上的斜行缺损，故斜疝疝囊的走行也是由外上向内下，由腹腔向皮下斜行的。斜疝的分离需要调整30°镜头方向，要左右手通过操作器械的配合完成的。用形象的话来描述是"拉山头、走山脊",所谓的"山头",就是在腹膜反折处向上凸起的疝囊,在疝囊的上方表面左手用钳拉起,右手沿着疝囊的上缘向疝囊的远端分离,即沿着"山嵴"去分离。通过不断牵拉分离,在疝囊的上缘找到其附着在精索上的末端。然后,拉住疝囊的底部,逐步分离疝囊与精索的附着,直至将疝囊完整分离下来(图9-8)。

理论上,疝囊要完整剥离,但对于疝囊炎症(包括无菌性炎症)、水肿或粘连紧密、疝囊较大或者疝内容物难以还纳者,可以选择离断疝囊。离断前先游离疝囊与精索的粘连,在靠近内环口处结扎近端疝囊后离断,远端旷置。

观点1:分离疝囊时,切记:电刀不是刀,与压力和划开的速度无关,而是与"刀头"接触的角度、面积与时间有关,还与功率大小有关。

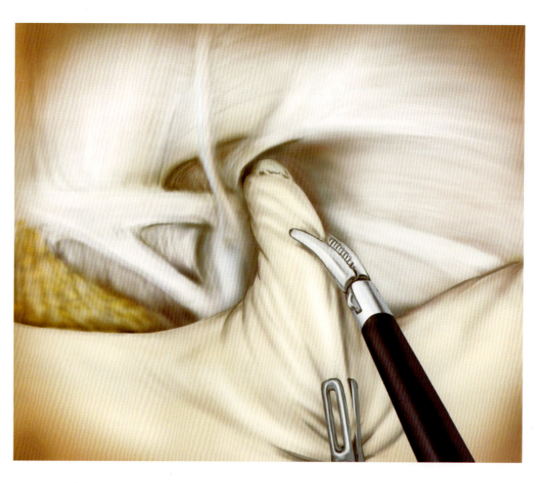

图9-8 走山脊
Dissection of the ridge

观点2：电刀的输出的实际功率每一台可能不一，但尽可能用最小的功率就能达到最好止血与切割效果。功率输出过大可造成看不见的更深、更广的损伤。

观点3：在分离疝囊与精索粘连时，会发现从精索发出一些小血管以滋养疝囊，处理的细节是要用钳尖夹住，电凝，再推开或拉开组织。若熟练掌握后，可一气呵成，达到行云流水般的顺畅。

> TIPS："拉山头、走山脊"的难点之一是镜头的视野问题。TEP由于空间有限，很容易出现镜头与电钩或操作钳垂直，看不清被切割组织深部的毗邻，容易误伤重要器官。诀窍之一就是：①扶镜手把镜头转向3点或9点中方向，侧看疝囊。②主刀左手往内侧牵拉疝囊，展成幕布状，看清疝囊下方的组织，保持张力，方便电分离。

对于疝内容物不能完全回纳者，还可以用"主动切开疝囊技术"，其原理是当操作空间与腹腔内相通后，当气体压力一致时，腹膜不会不断向上"飘"或"顶"，而会静止在一个层面。若发现腹膜不断向上"飘"或"顶"，可能是套管处有漏气。

对于分离疝囊或游离空间时腹膜有破损的处理，一般可用"套扎器"套扎，还可在腹壁上戳孔置入Vessel针到腹腔内放气。

第五步：精索去腹膜化

所谓的精索去腹膜化，是将其后方的生殖血管和输精管分离为5～6 cm，这种"超高位"游离疝囊的方法称为精索的去腹膜化，英文原文是Perietalization of spermatic cord，生硬地译为精索的腹壁化（图9-9）。这一操作的目的，是保证足够大的补片能够插在精索与腹膜之间。此步骤对TEP也是至关重要，之所以说TEP手术是基于对肌耻骨孔的修补，是基于补片的修补，道理就在此。有些斜疝疝囊外有"精索脂肪瘤"，或者是与腹膜后脂肪相连的部分脂肪进入腹股沟管，应该一并切除，否则还会滑入腹股沟管，引起类似"腹膜外滑疝"，其临床表现常误以为是复发。

第六步：放置补片

腹膜前间隙的分离完成以后，可以看到腹股沟区域的整个肌耻骨孔，即内界为腹直肌，外界为髂腰肌，上界为联合肌腱，下界为耻骨支和耻骨梳韧带（图9-10）。

补片修复的原则就是要代替腹横筋膜来覆盖住整个肌耻骨孔，达到并与周围的肌性和骨性组织有一定的重叠。补片覆盖的范围，应该是上方要

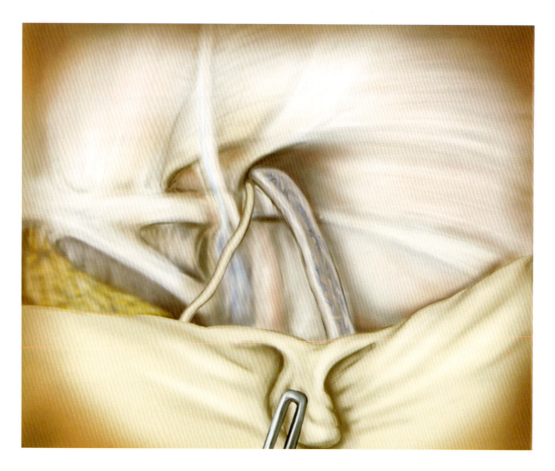

图 9-9 精索去腹膜化
Perietalization of spermatic cord

覆盖联合肌腱 2～3 cm，外侧要至髂前上棘，内侧必须覆盖腹直肌和耻骨结节并超过中线，下方的内侧要插入耻骨膀胱间隙而不能直接覆盖在膀胱上，下方的外侧必须做到精索的"腹壁化"。建议补片的大小为 9 cm×15 cm 的补片。补片的放置应注意优先将补片铺于外侧，因为分离了 Retzius 间隙，内侧有足够大的空间。若为双侧疝，中央部分需要重叠 2 cm 左右。

一般来说，除外直径＞3 cm 的直疝需要固定补片之外，其他类型疝不需要固定。补片的固定可采用缝合、螺旋钉枪、生物胶等各种方法。如果采用缝合或钉枪，必须注意只有四个结构是可以用来固定补片的：联合肌腱、腹直肌、陷窝韧带和耻骨梳韧带。严禁在危险三角、死亡冠、神经区域内钉合补片（图 9-11）。详情可参见第八章有关内容。

免缝合自固定补片是一种带有可吸收的微钩的网状补片，正是这种特殊的结构，它的优点是：通过单面的

第九章 TEP操作的"七步法"

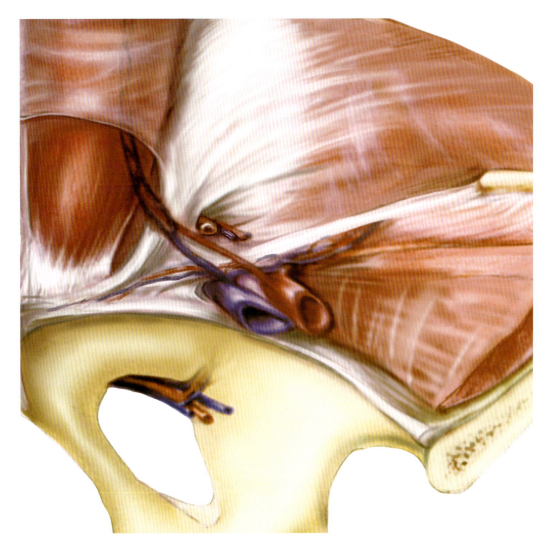

图 9-10 肌耻骨孔
Myopectineal orifice

微钩,可与机体组织产生锚定作用,达到免缝合、不易移位的效果。缺点:也是源于这种可吸收的微钩,它可以使补片互相锚定钩在一起,也可与腹膜等组织相连,腔镜不易铺展平整。

解决腔镜不易铺展平整的方法是:用"卷帘法"放入。所谓的"卷帘法"是利用此补片自带的内包装中无菌袋上其中一面的透明膜,裁剪一块比补片小1~3 cm的长方形(补片为15 cm×9 cm,薄膜大小为8 cm×5 cm,图9-12至图9-14),将两者放一起,补片带微钩面朝外卷起来成一圆柱条状,经观察孔放入,用钳子调整。根据疝缺损的部位,调整圆柱条状的补片位置。先将圆柱状补片水平放在肌耻骨孔最上方,利用倒刺钩跟组织紧密黏合后,像放窗帘一样,从上往下铺,边铺边展平,从补片上

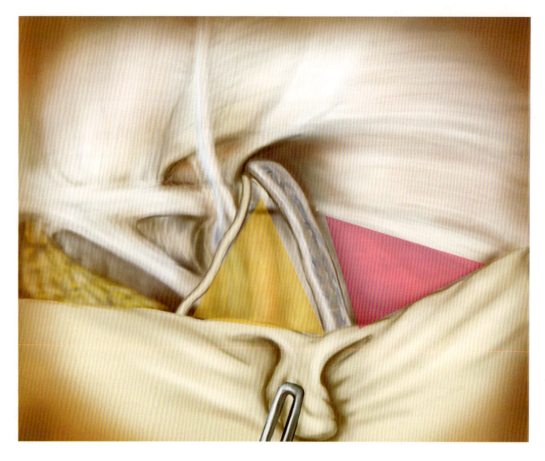

图 9-11 危险三角与疼痛三角
Doom triangle and Pain triangle

1/3 开始因有透明膜的衬垫，所以不会自黏，易展平，直至覆盖整个肌耻骨孔。最后，抓住塑料薄膜一角旋转，将其从 5 mm 套管取出，全程都是要在腔镜的监视下进行操作。取出后应嘱咐洗手护士检查薄膜的完整性。这种补片具有自固定作用，不易移位，更适合直疝的使用。

第七步：排出 CO_2 气腹，关闭穿刺孔

一手用器械将补片的下缘压住，另一手将疝囊提至补片中央，在直视下将 CO_2 气体缓缓放出，这样可保证补片被腹膜覆盖而不会引起卷曲。TEP 中阴囊气肿的发生率高于 TAPP，因此，在拔除套管之前不要忘记将阴囊内的气体释放。如腹腔内存在 CO_2 气体，可用气腹针或 5 mm 套管释放气体（图 9-15）。

以上为 TEP "七步法" 操作步骤。通过 "七步法"，我们可以分析手术步骤并找出手术操作难点，找到解决方法，更容易使人掌握 TEP 技术。

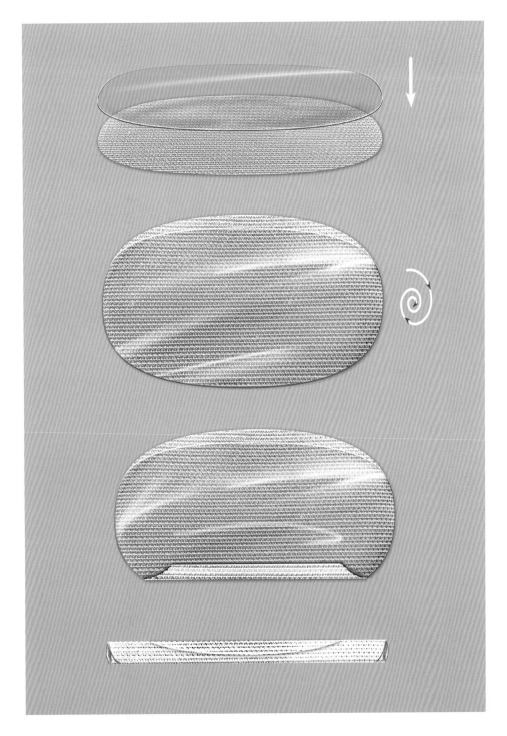

图9-12 把补片卷起来成一圆柱条状
The mesh was rolled outwards into a cylindrical shape

第九章　TEP 操作的"七步法"

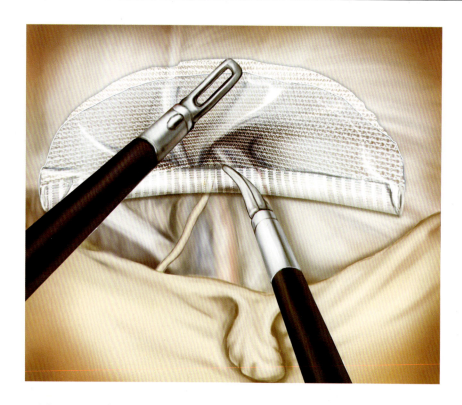

图 9-13　将圆柱状补片水平放在肌耻骨孔最上方，并向下卷窗帘
The cylindrical mesh was placed horizontally at the top of the myopectineal orifice and is rolled down like a curtain

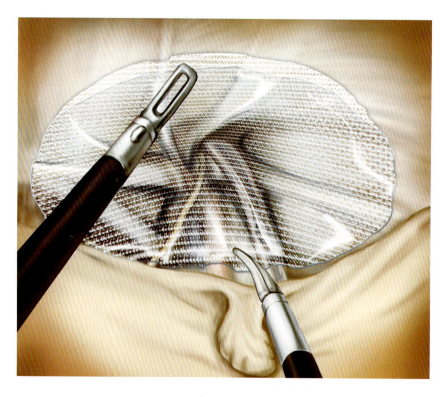

图 9-14　补片铺平整后取出薄膜
The film was removed when the mesh was paved

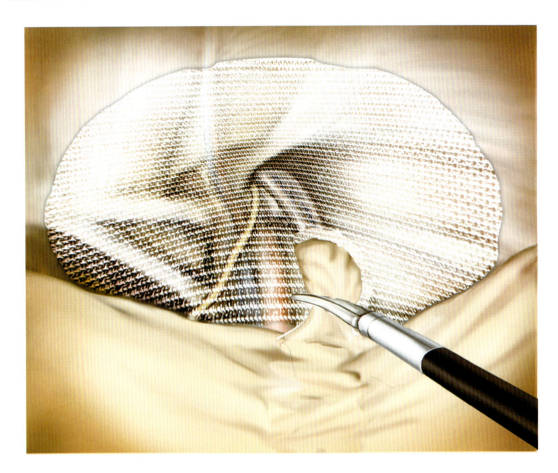

图 9-15 排出 CO_2

Discharge CO_2

三、常见的问题与解决之道

1. 操作空间

TEP 的操作空间是人为在腹前壁建立的一个空间，相比 TAPP 宽阔的腹腔，显得狭小很多。对于初学者来说，如果不注意细节，空间更加令人不满意。

（1）戳孔不能宽松、漏气。尤其是第一个套管，有些医生为了更好地暴露腹直肌前鞘，甚至把切口开得很大，以至于做手术的时候漏气。腹膜瓣在空间内不断的飘动，影响操作。这时候应该把戳孔缝合关小，保证不漏气就可以解决。

（2）初学者由于对解剖的理解不清，导致空间分离的层面不够大，尤其是不切开半环线。半环线就像悬挂在半空中的绳子，经常阻挡视野。这时候应该切开紧贴腹壁，切开半环线，把髂窝间隙的空间充分暴露。

2. 腹膜破裂

每一个做TEP的医生都会遇到腹膜破裂的情况。腹膜破裂确实会给术者带来不便，导致空间变小。破损可以采用套扎器进行套扎，左手伸入圈套后提起破损腹膜，并旋转180°，使得腹膜自动被扭转。然后，右手置入预先做好的套扎线，即可套扎。对于破损很大，难以关闭的，应该及时中转TAPP。对于任何怀疑腹膜破裂的病人，也应在术后进腹探查。

3. 出血与渗血

出血与渗血都是指血液从血管里流出来，但出血强调的是肉眼看得见的一些小血管，渗血更多的是指毛细血管。腹股沟疝手术应尽量避免致命的出血，例如在分离Retzius间隙时，沿耻骨梳韧带往外分的时候，接近"死冠"外侧后，就要停止游离，因为外侧有髂外静脉、动脉。要真正做到胸中有解剖、有方位，胸中有刀才能掌控全局。

大多数情况下，初学者分离间隙创面的时候可能会渗血，尤其是在耻骨下、前列腺前方，一些耻骨下静脉丛的破裂。此时不要盲目钳夹，会误伤周围器官。这时候使用纱布的压迫是最佳选择，因为纱布的毛边可以激活人体的外源性凝血系统，起到止血效果。纱布的选择优先是可以通过5 mm套管的细长布条，若无此类纱布，也可选择通过10 mm套管的大腔镜纱，前提是要绑一根细长的缝线，以便止血结束时从套管外拉出。

思 考 题

（1）TEP放置套管的方法有哪些？

（2）如何巧用CO_2气体进行分离？

（3）对于腹横筋膜发达的患者，怎样才能避免走错间隙？

（4）创建操作空间的时候，哪些解剖标志可以作为参照？

（5）放置补片有什么具体要求与技巧

（6）TEP术中出现困难如何克服？何时中转TAPP？

（7）如何防治术后的血清肿？

（8）腔镜手术TEP与TAPP，哪个术式对病人更好？

参考文献

[1] 中华医学会外科学分会疝和腹壁外科学组,中华医学会外科分会腹腔镜与内镜外科学组,大中华腔镜疝外科学院. 腹腔镜腹股沟疝手术操作指南(2017年版)[J]. 中国实用外科杂志,2017,37(11):1238-1242.

[2] 陈双,戎祯祥. 腹股沟疝的TEP手术[M]. 广州:中山大学出版社,2010.

[3] Bittner R, Arregui M E, Bisgaard T, et al. Guidelines for TAPP and TEP treatment of inguinal hernia [International Endohernia Society (IEHS)] [J]. Surg Endosc, 2011, 25 (9): 2773-2843.

[4] Bittner R, Montgomery M A, Arregui E, et al. Update of guidelines on laparoscopic (TAPP) and endoscopic (TEP) treatment of inguinal hernia (International Endohernia Society) [J]. Surg Endosc, 2015, 29 (2): 289-321.

[5] 中华医学会外科学分会疝和腹壁外科学组,中国医师协会外科医师分会疝和腹壁外科医师委员会. 成人腹股沟疝诊疗指南(2014年版)[J]. 中国实用外科杂志,2014,34(6):484-486.

[6] 汤治平,苏远航,陈双. 主动腹膜切开在完全腹膜外疝修补术中的应用[J]. 中华疝和腹壁外科杂志(电子版),2013,7(3):3-4.

(李英儒　江志鹏　周太成　马　宁　侯泽辉　甘文昌　陈　双)

第十章 儿童腹股沟疝的疝囊高位结扎

Chapter 10

High ligation of hernia sac in children with inguinal hernia

提 要

小儿的骨盆和腹壁肌肉尚未发育成熟,故其腹股沟管较短(可小于 1 cm),其内环与外环的距离也相近,所以手术治疗上,只要求在内环口处做高位结扎即可。以后随着生长发育及骨盆的增长增宽,腹股沟管的长度也会增长,一般来说当腹股沟管的长度增加至 3 cm 以上后,才具有腹股沟疝修补的基本条件,所以,一般 14 岁年龄以下的患儿腹股沟疝只需要做疝囊的高位结扎。腹腔镜手术也是遵循这一基本原则。

学术观点

(1) 小儿腹股沟管较短,缺乏做疝手术修补的基础,所以手术只做疝囊的高位结扎。

(2) 随着小儿的生长发育,特别是骨盆的增长、增宽,腹股沟管的长度也会增长,故高位结扎时应靠近外侧,以利恢复腹股沟管的长度和斜度。

(3) 小儿的输精管较为细小,在腔镜下疝囊高位结扎时,要利用好腹腔镜具有放大视野作用的优点,在镜下看清输精管,避免结扎。

Concept

(1) The inguinal canal in children is too shorter to perform hernia repair, so the operation only makes the high ligation of the hernia sac.

(2) As the growth and development of children, especially the growth and widening of the pelvis, the length of the groin tube will increase, so the high ligation should be close to the outside in order to recover the length and slope of the groin tube.

(3) Children's vas deferens is small, using laparoscopy has the advantage of magnifying vision, can clearly know their and to avoid injury or ligation them.

教学目的

（1）学习儿童腹股沟解剖特点。
（2）掌握疝囊高位结扎的要领。

Teaching Purpose

1. Studying the characteristics of the inguinal anatomy of children.
2. Mastering the key to the high ligation of the hernia sac.

教学内容

一、儿童腹股沟疝的特点及治疗原则
二、手术原理
三、手术适应证与禁忌证
四、麻醉及体位
五、手术操作步骤

六、难点及解决之道

Content

1. Characteristics and therapeutic principles of inguinal hernia in children
2. Operation principle
3. Surgical indications and contraindications
4. Anesthesia and Posture
5. Operation procedure
6. Difficulties and Solutions

思考题

Study questions

参考文献

Reference

一、儿童腹股沟疝的特点及治疗原则

由于儿童的骨盆和腹壁肌肉尚未发育成熟，儿童的腹股沟管较短（可小于 1 cm），其内环与外环的距离也相近，但以后随着骨盆的增长增宽，腹股沟管的长度也会增长，一般来说当腹股沟管的长度增加至 3 cm 以上后，才具有腹股沟疝修补的基本条件——加强后壁或前壁，所以，一般 14 岁年龄以下的患儿腹股沟疝只需要做疝囊的高位结扎（图 10-1）。腹腔镜手术也遵循这一基本原则。

对儿童原发疝的进行补片修补有过度治疗之嫌，至少存在学术争论。

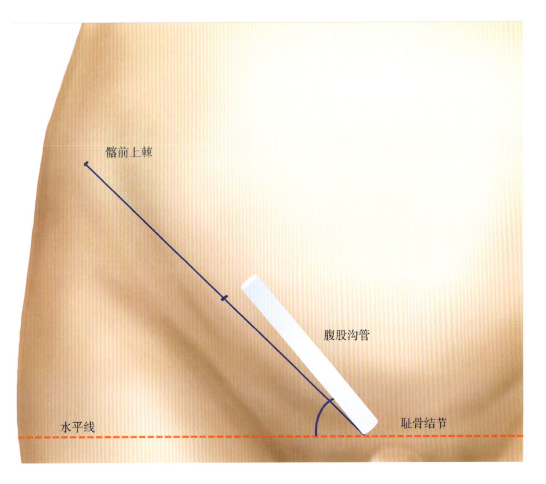

图 10-1　腹股沟管的斜度与长度
The slope and length of the groin tube

二、手术原理

在腹腔镜直视下找到疝环，通过带线器（钩针），或线钩，在内环处皮肤，缝线经皮向下围绕内环的一侧穿入至腹腔，再由带线器（钩针），或线钩围绕内环的另一侧带出至皮下，在皮下打结固定。

三、手术适应证与禁忌证

1. 手术适应证

择期手术年龄在 1～14 岁。

2. 手术禁忌证

（1）患有严重心、肝、肺、肾等重要器官疾病，不能耐受插管全麻。

（2）患急性传染病者病愈后 3 个月内不考虑择期手术。

（3）有出血性疾病，在出血倾向未纠正前，不考虑施行手术。

（4）急性上呼吸道感染者暂不考虑手术。

术前准备：禁食 4 小时，可术中置导尿管，术后即可拔除。

四、麻醉及体位

麻醉：常规选用气管插管全麻。
体位：取仰卧位，头低脚高位。监视器位于手术台尾部，术者站在病侧的对面。

五、手术操作步骤

（1）手术野皮肤消毒：用无醇碘伏消毒手术野皮肤和会阴阴囊。

（2）用 Veress 针穿刺进腹腔，建立气腹，放置套管，CO_2 气压设定在 8～10 mmHg。

（3）通常放置 2 个套管，一个直

径为 5 mm，另一个直径为 2 mm 或 3 mm，在脐孔上或脐下选用一个 5 mm 的套管，另外在其平行旁开的腹直肌外侧缘用另一个 2 mm 或 3 mm 套管。用气腹针穿刺，确认进入腹腔后，充入 CO_2 气体，通过脐孔 5 mm 的套管置入腹腔镜。

（4）探查腹腔：鸟瞰腹腔全貌，无特殊发现后，将镜头转至前下腹壁观察，明确疝的部位以及对侧腹股沟区域，并注意盆腔、结肠、膀胱等脏器有无异常发现。

（注：目前有"单孔法"进行儿童腹股沟疝的疝囊高位结扎，本章作为腔镜的基本操作教材，暂不推荐和评价"单孔法"。）

（5）高位结扎内环：

A. 腹腔镜下，确定疝环口的位置，带 7# 丝线，指尖按压相应皮肤，在疝环（内环）口对应的皮肤投影部位，戳 1 mm 创口（图 10-2）。带线穿刺针经皮、皮下垂直向腹腔行进，可见穿刺针到达腹膜前（图 10-3）。

B. 在腹腔镜的视野下，首先沿腹

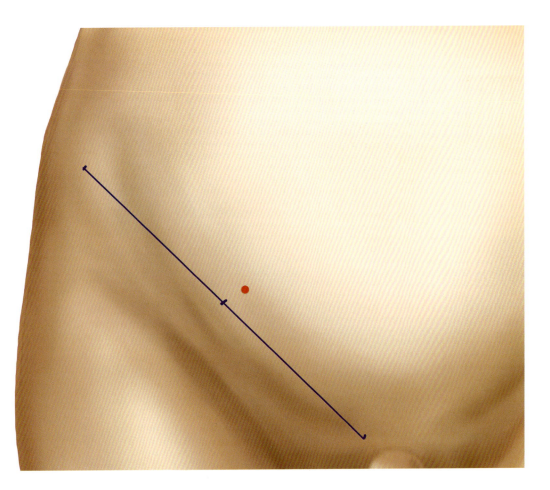

图 10-2 内环口的体表投影
Surface projection of deep ring

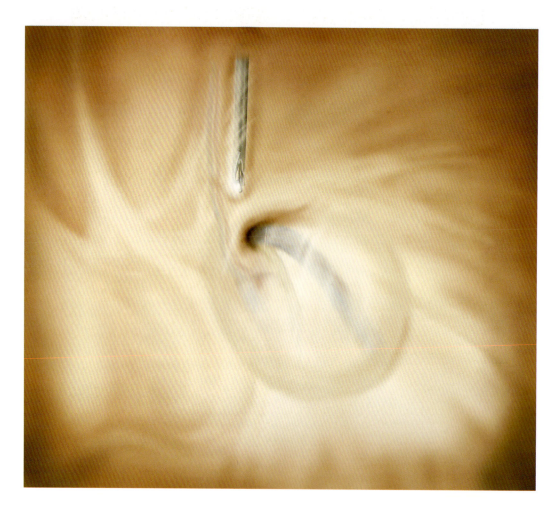

图 10-3 穿刺针到达内环口上方
The needle reaches above the deep ring

壁下血管的外侧向下在腹膜前潜行，腹腔镜下观察到达接近内环口内侧即输精管上方，调整穿刺针的方向，或用腔镜的抓钳，轻轻提起输精管上方的腹膜，使带线的穿刺针在输精管的上方经过（请勿在较细的白色输精管的下方经过，以免结扎相应的输精管）。再次调整穿刺针的方向，穿破腹膜，使带线的穿刺针显露腹腔（图10-4）。

C. 用腔镜的抓钳，抓住随穿刺针带入的缝线，将缝线的一端留在腹腔内。

D. 退回穿刺针至皮下，再次向内环外侧边方向穿刺，到达腹膜前，然后在腹腔镜的视野下向外下行进，接近内环口，到达精索血管表面，再经腔镜的抓钳的配合在精索血管的表面通过，在刚刚带入的缝线处汇合，用腔镜的抓钳抓住所带入留在腹腔内的一端缝线，将线挂在穿刺针的钩上（图10-5），将穿刺针后退出皮肤，

第十章 儿童腹股沟疝的疝囊高位结扎

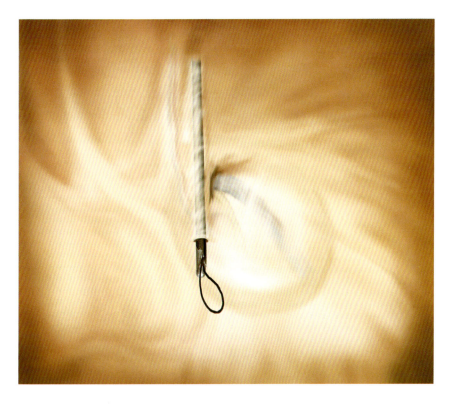

图 10-4 穿刺针经过输精管后穿破腹膜
The needle pierces the peritoneum after passing through the vas deferens

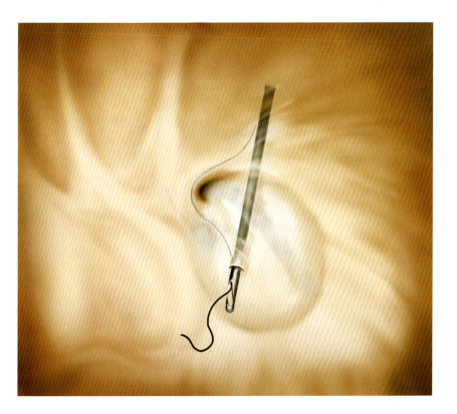

图 10-5 穿刺针越过精索血管后抓住缝线
The suture is grasped after the needle has passed over the spermatic cord

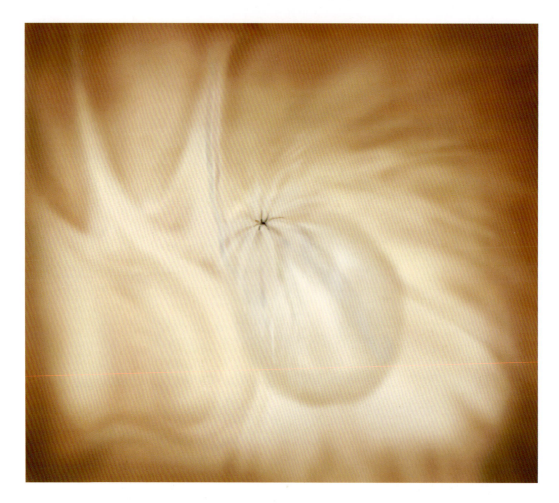

图 10-6 完整关闭内环口
The deep ring is closed completely

带出缝线，收紧缝线，打结，在腹腔镜的直视下观察确认结扎完整。内环被结扎完整的一圈（图 10-6）。

观点：儿童腔镜下腹股沟疝疝囊高位结扎是为了精准手术，避免结扎输精管。

（6）拉起皮肤，使线结陷入皮下。

（7）排出 CO_2，退出腹腔镜，缝合 5 mm 的套管创口。

六、难点及解决之道

若带线的穿刺针难以在输精管表面通过，可在其投影上方的皮肤处，用一个 5 mL 的注射器穿刺，在输精管的上方注入 1~2 mL 空气，以增加输精管与表面腹膜的分离距离，确保穿刺针在输精管的上方经过（图 10-7）。

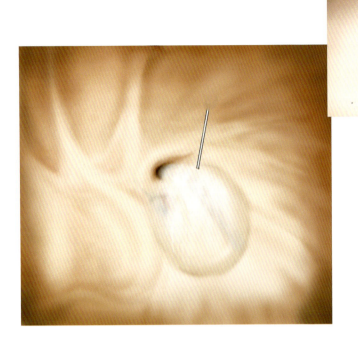

图 10-7　注气法分离输精管

The vas deferens is separated by injecting air

思 考 题

（1）为什么儿童腹股沟疝不用修补加强腹股沟管的后壁或前壁？更不推荐使用材料修补？

（2）为什么说腔镜下小儿疝疝囊高位结扎更微创和更精准？

（3）如何实现腔镜下小儿疝疝囊高位结扎更精准？

参 考 文 献

[1] Ando H, Kaneko K, Ito F, et al. Anatomy of the round ligament in female infants and children with an inguinal hernia [J]. Br J Surg, 1997, 84: 404-405.

[2] Cook B J, Hasthorpe S, Huston J M. Fusion of childhood inguinal hernia induced by HGF and CGRP via an epithelial transition [J]. J Pediatr Surg, 2000, 35: 77-81.

[3] Kamaledeen S A, Sanblhogue L K. Preperitoneal approach for incarcerated inguinal hernia in children [J]. J Pediatr Surg, 1997, 32: 1715-1716.

[4] Kreger N R, Shochat S J, McGowan V, et al. Early hernia repair in the premature infant: long-term follow-up [J]. J Pediare Surg, 1994, 29: 978-981; discussion 981-982.

[5] Milrenburg D M, Nuchtern J G, Jaksic T, et al. Meta-analysis of the risk of metachronous hernia in infants and childrem [J]. Am J Surg, 1997, 174: 741-744.

[6] Rajput A, Gauderer M W, Hack M. Inguinal hernias in very low birth weight infants: incidence and timing of repair [J]. J Pediatr Surg, 1992, 27: 1322-1324.

[7] Rowe M, Copelson L, Clarworthy H. The patent processus and the inguinal hernia [J]. J Pediatr Surg, 1969, 4: 102-107.

[8] Wenner W J, Jr, Gurenberg M, Crombleholme T, et al. The pathological evaluation of the pediatric inguinal hernia sac [see comments] [J]. J Pediatr Surg, 1998, 33: 717-718.

（陈　双　周太成　王　辉　江志鹏　李英儒　马　宁）

第十一章 如何练成高手

Chapter 11

Key to achieving master in laparoscopic

hernia repair

提 要

外科医生不是天才，不可能生下来就会做手术。如何练就过硬的功夫，成为外科医生中的高手，使手术赏心悦目，这是绝大多数外科医生的追求与梦想。

通往外科高手的阶梯会有一段路程：一万小时定律，还要有好的老师指点，有成长的环境与平台。另外，一定有刻意的训练目标与方法。

学术观点

（1）高效的技术训练一定有反馈的过程，反馈就是一种体验。

（2）高效的技术训练还要有导师的指点，纠正动作上的缺陷才能更上一层楼。

（3）高手的操作一定注重细节。

Concept

（1）Effective technical training must have a feedback process, feedback is an experience.

(2) Effective technical training also need to have the guidance of the tutor, to correct the defects in action can be better.

(3) The operation of the master must pay attention to detail.

教学目的

向更高更好的水平迈进，体现人文精神。

Teaching Purpose

To achieve higher and better level, embody the humanistic spirit.

教学内容

一、什么是高手？

二、通往高手的阶梯

  1. 一万小时定律

  2. 刻意的训练

  3. 细节，还是细节

三、融会贯通

Content

1. How does a master behave?
2. Key to achieving world-class expertise in Laparoscopic hernia repair
    A. 10,000 – Hour Rule
    B. Deliberate practice

C. Success and failure depend on the details of your work
3. The ladder to mastery

思考题

Study questions

参考文献

Reference

一、什么是高手？

先从历史典故"庖丁解牛"说起……

那是春秋战国时期，一位厨师叫庖丁，一天宰牛时，魏国国君梁惠王特地去看了看。哇，可了不得，你看庖丁手所接触的地方，肩所靠着的地方，脚所踩着的地方，膝所顶着的地方，都发出皮骨相离声，刀子刺进去时响声更大，更难让人相信的是，这些声音还很合乎音律。竟然同当时的乐曲《桑林》《经首》的曲调和节奏相合拍。梁惠王说："好！好啊！你的技术怎么会高明到这种程度呢？"

"庖丁为文惠君解牛，手之所触，肩之所倚，足之所履，膝之所踦，砉然响然，奏刀騞然，莫不中音。合于桑林之舞，乃中经首之会。"

文惠君曰："嘻，善哉！技盖至此乎？"

庖丁放下刀子回答说："臣下所探究的其实是事物的规律，这已经超过了对于宰牛技术的追求。当初我刚开始宰牛的时候（对于牛体身体的结构还不了解），无非看见的只是整头牛。几年之后，宰牛的时候见到的是牛的内部肌理筋骨，再也看不见整头牛了。又过了几年，宰牛的时候，臣下只是用一种精神去接触牛的身体就可以了，可不必用眼睛去看，好像视觉都停止活动了，只要凭精神意愿就可以自由地飞动手中的刀。"

庖丁解牛，庖丁就是高手，高手的水平岂止是熟练，宰牛的过程有动感，有节奏感，有美感，就是一种高手的境界，一种艺术的享受！这个典故告诉我们：凡事要探究的其实是事物的规律，找到了事物的规律，手中的那把刀就显得游刃有余了（图11-1）。

现代做腹腔镜也是如此。做好腔镜下的疝手术，成为高手这可能是多数前来学习的学员，或者说，作为外科医生的一个愿望。其实，这也是外科医生的秉性使然。

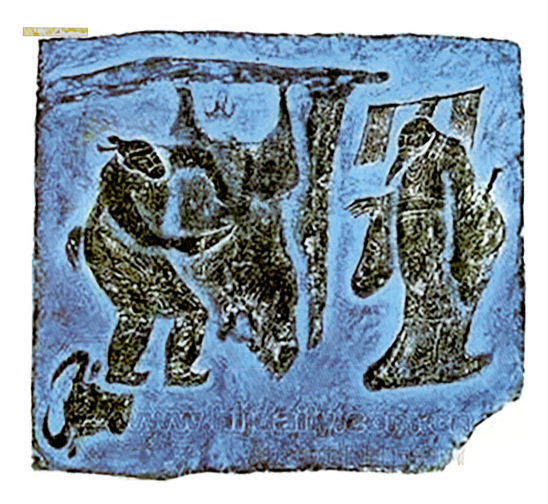

图 11-1 庖丁解牛
Dismember an ox as skillfully as a butcher

二、通往高手的阶梯

1. 一万小时定律

在 20 多年前，著名的心理学家 K. Anders Ericsson 和他的两个同事在柏林的一所顶级音乐学院做了一个这样的调查研究：即在这个学院里，通过一些教授的帮助，他们把学院学习小提琴演奏的学生分成三个组。第一组是学生中的明星人物，非常具有成为世界级小提琴演奏家的潜力；第二组的学生只被大家认为"比较优秀"；第三组学生的小提琴演奏水平被认为很难达到专业水准，他们将来的目标只是成为一名公立学校的音乐教师。然后，组织所有学习小提琴的学生认真地回答一个问题：在你的一生中，从拿起小提琴开始，你练习过多少个小时？

所有的人，三个组所有的学生，

都开始回放自己已经过往的时间——差不多都是从 5 岁的时候开始学习小提琴。在开始学习小提琴的几年里，每个人练习的时间几乎都是一样——每周为 2～3 小时。

但是到 8 岁左右，差别开始显现出来。第一组最为出色的学生练习的时间开始多于其他学生：9 岁的时候每周 6 小时，12 岁的时候每周 8 小时，14 岁的时候每周 16 小时，这样一步一步增加练习时间，一直到 20 岁的时候，他们还在不断练习——这时他们的练习更具有明确的目的和个人方法，从而，表演得更为出色——这样的练习每周超过 30 小时。

实际上，到 20 岁的时候，这些卓越的演奏者已经在他的生命中练习了 10 000 小时。与这些卓越者相比，那些比较优秀的学生练习的时间是 8 000 小时，而那些未来的音乐教师，他们的练习时间只有 4 000 小时。

随后，Ericsson 和他的同事又在钢琴业余演奏者和专业演奏家之间做了比较，得到的结果也是一模一样。钢琴业余演奏者在童年时期，每周练习的时间从来没有超过 3 小时，到 20 岁左右，他们练习的全部时间大约是 2 000 小时；与他们形成鲜明对比的是，那些专业演奏家，他们每年都会有计划地逐步增加自己每周的练习时间，在他们 20 岁左右，练习钢琴的全部时间达到了 10 000 小时。

Ericsson 和他同事的研究，让人们惊讶地发现，在卓越者中并没有"与生俱来的天才"——如果和其他人一样仅练习很少的时间，任何一位音乐工作者都不可能成为佼佼者。他们也发现很少有"劳而不获者"，一个比他人更勤勉工作的人，不仅会停留在一个较高的水准，而会寻求更大的突破。Ericsson 的这项研究表明，如果一个人拥有进入顶级音乐学校的实力，那么，看他是否比其他人更勤勉，就能断定他是否能从学生中脱颖而出。那些最为卓越的人，不仅比他人勤勉，而且，他们非常地勤奋刻苦，这不是一般人能想象的。

也就是说，一定程度的紧张练习对那些能够肩负重要使命的卓越者而言，是必不可少的——他们需要一遍又一遍地研习专业技能。事实上，研究者们都认为，卓有成效的练习时间必须达到 10 000 小时，这真是不可思议！

以上这个例子来自于畅销书《异类》，正是在这本书中，作家 Malcolm Gladwell 提出了一个著名的一万小时定律：即一个普通的人，自开始从业到成为这个行业或某个领域的专家乃至世界级大师，都有一个共同的必要

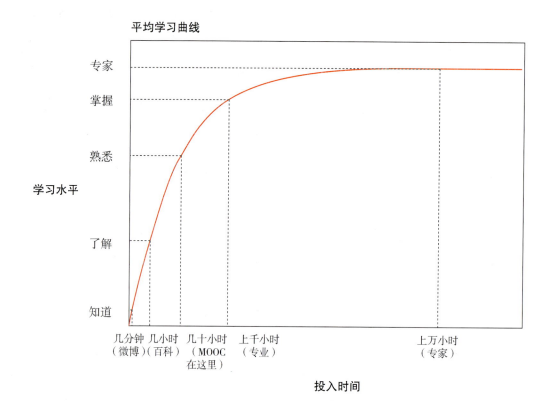

图 11-2 一万小时定律
Ten thousand hour law

条件，即至少要花 10 000 小时的不断实践和锻炼。这个定律几乎适用于所有行业从事各种技能的工作者，当然也包括外科医生（图 11-2）。

一万小时可以计算，即每天工作 8 小时，需要 5~8 年的时间。换个角度来看，是否你只要是花足够时间，就能在你所花费时间的那个行业做得很棒，但实际上也并不完全是如此。如果仅仅是简单的重复，你很可能只是达到一个较高的熟练水平，而不是达到最棒。所以，通往高手的阶梯上不只是一个时间的问题。

2. 刻意的训练

如何更快地成长，特别是在专业技术方面，有人引出了刻意的训练（Deliberate Practice）观念。其实，这个观念是源于佛罗里达州立大学心理学教授 Anders Ericsson。心理学研究的当然是注重人们的行为。

通过学习和实践，我们体会到刻意训练是为了发展某项技能或某些相互关联的技能而产生"刻意"的有时间的训练。

（1）要求学员持续不断地挑战那些刚好不会，或者不熟悉的，但又可以达到具体操作的动作。

（2）训练包括有特定的目标，或分阶段的目标。

（3）组建具有竞争性友好的环境，利于激发自我的潜力。

（4）训练过程含有反馈，即有导师的指导，纠正再加上自我的调整（特别是对于腔镜技术，视频就是通过回顾找到可以反馈和改进的方法）。

（5）修改那些过去自我已经获取的技能，随着训练时程，将这些技能细节或关键点上进行改进，最终产生卓越的表现。

作为操作技能方面，刻意训练和普通的重复性训练一个很重要的不同在于反馈。反馈（feedback）又称回馈，是控制论的基本概念，指将系统的输出返回到输入端并以某种方式改变输入，进而影响系统功能的过程。通俗说法就是刻意训练需要有高人指点。试想一下，如果你重复性的训练过程其实都是错误的，那么你只会在错误的道路上越走越远。专家和普通从业者之间的差别，可能仅仅是某些细节上的，但是很多细节的积累，就表现出水平的差异。

我们这本教材的编排和组织国家级继续教育项目，是向着这个方向进行的一次尝试。

3. 细节，还是细节

这里还是要举"细节决定成败"的例子，以突出细节的重要性。

那是在1485年，英国国王理查三世要面临一场重大的战役，这场战役关系到国家的生死存亡。在战斗开始之前，国王让马夫去备好他最喜爱的那匹战马。马夫认真检查了一遍，发现一个小小的问题：马蹄铁要换了。马夫急急去找铁匠，吩咐他快点给国王的马钉上新的马蹄铁。

铁匠先钉了三只马蹄铁，在钉第四只时发现还缺了一颗钉子，少了一颗钉子看起来是小事，但这样马蹄铁当然不牢固。马夫将这个情况报告给国王，眼看战斗马上就要开始，国王说，来不得及了，不必在意第四只马蹄铁的钉子了吧，于是就策马匆匆赶回战场了。

战场上，国王骑着那匹战马领着他的将士冲锋陷阵，左冲右突，英勇杀敌。突然间，一只马蹄铁脱落了，在关键时刻，只见国王的战马跌翻倒地，国王也被重重地摔在地上。没等他再次抓住缰绳，那匹惊恐的战马就跳起来逃走了。士兵们一见国王倒下，就纷纷各自地逃命去了，整支军队在一瞬间乱成一团团。敌军趁机反击，并在战斗中俘虏了国王。国王此时才意识到那颗钉子的重要性，在被俘的那一刻痛苦地喊道："钉子，马蹄钉，我的国家就倾覆在这颗马蹄钉上！"这场战役就是著名的波斯沃斯战役。就在这场战役中，英王理查三世失掉了整个英国。

一样道理，手术也讲究细节，如何体现，记得在一次手术视频大赛上，一位选手的视频很干净、漂亮。但再仔细一看发现电刀使用的时间较长，火花也明显，再查问一下，术后有没有血清肿出现，回答是肯定的，有血清肿。

腹腔镜能让手术者进步得更快，为什么？腹腔镜很容易采制成视频，这是一个非常便利的条件，高手的手术视频，网络上也较容易找到。关键点是从视频中如何去观察分析？找场景，找细节。

"场景"可能是电影和戏剧中的名词，但可不管这些，腹腔镜手术视频中的"场景"就是一个空间分析，一个角度分析。作为这个场景，镜子的角度在哪里，左手在什么位置，右手在什么位置，从哪个角观察，向哪个方向运动，运动中的轨迹是什么？这些就是细节，这样去学习，就会有很好的效果，进步也很快。

所以，腔镜下疝手术细节就是你手中的电刀功率大小，细节就是你"画眉毛"时的腹膜前气化，细节就是你"拉山头、走山脊"能看到什么。细节还可以看到切开的"精索内筋膜"，细节还在于如何牵拉疝的方向。

希望每一位学员学会注重细节，从细节中锻炼成长，成为一位有良好习惯的人，最终成为一位优秀的外科医生。

三、融会贯通

作为学习班的课程一定会在短短的几天内结束，但是学习腹腔镜腹股沟疝手术可能才刚刚开始。如何更快更好地成长，这是编写本教材的教师和学员们共同努力的方向。

总结本教材的编写和学员们以后进阶的路，还要说的是：学以致用，融会贯通。

融会贯通，这是外科医生努力要做的，我记得我的老师曾反反复复地说："举一而反三，闻一而知十，乃学者用功之深的体现，穷理之熟，融会贯通，成长的表现。"这里的"穷理"是指彻底探究事物之理，找寻事物的规律。对于手术的原理一旦明白，分析今天各种技术和技巧，将他

第十一章　如何练成高手

人的技术和技巧融会贯通，水到渠成，就会成为行业高手。

我们编写本教材的目的是想从方法学入手，想换个方式、换个角度去分析腔镜操作技能、技巧。

最后，回到本章的主题：如何练就成高手？

高手的功夫体现在手术、体现在对病人的细节上，手术无论大小，好的手术有三个一致的标准。

那就是：

一个有解剖、有层次的手术；

一个有战略、有节奏的手术；

一个有细节、有技巧的手术。

但愿与我们的学员、我们的读者一起，学以致用，融会贯通，共同进步。

更多的资讯，更紧的联系，请在微信中搜索公众号"南方疝论坛"，加关注，我们与你同在。

思 考 题

（1）学习和阅读本教材你最大的收获是什么？感觉存在的不足有哪些？

（2）通过学习能否自我制订一个刻意训练的计划？下一个目标是什么？

（3）高手的视频中如何去观察分析，从细节中找到技巧？

（4）如何制定自己的目标？

（5）如何开展好学术交流与合作？

（6）如何从自己的视频与别人的视频进行相互比较？从中学习到或领悟到哪些技能与技巧所在？

天净沙 | 七步法

古有七步成诗

疝有七步这法

习艺逐梦天涯

　上古至今

大道至简为嘉

参 考 文 献

[1] Ericsson K A, Cheng X, Pan Y, et al. Memory skills mediating superior memory in a world-class memorist [J]. Memory, 2017, 25 (9): 1294-1302.

[2] Coughlan E K, Williams A M, McRobert A P, et al. How experts practice: a novel test of deliberate practice theory [J]. J Exp Psychol Learn Mem Cogn, 2014, 40 (2): 449-458.

(陈　双　朱雄文　王　辉　江志鹏　周太成　李英儒)

专业词汇

腹腔镜检查术	ventroscopy
气腹针	veress needle
腹腔镜胆囊切除术	laparoscopic cholecystectomy，LC
疝	henia
学习曲线	the learning curve
关键性安全视野	the Critical View of Safety，CVS
腹股沟疝	inguinal hernia
套管	trocar
分离钳	dissector
抓钳	grasper
电凝	monopolar hf electrode
剪刀	scissor
持针器	needle holder
冲洗吸引器	suction/Irrigation
套扎器	ligation device
路德结	roeder knot
Camper 筋膜	camper fascia
Scarpa 筋膜	scarpa fascia
腹股沟管	inguinal canal
腹外斜肌腱膜	external oblique aponeurosis
腹股沟韧带	inguinal ligament
腹股沟镰	falx inguinalis
耻骨梳韧带	pectineal ligament
retzius 间隙	retzius space
bogros 间隙	bogros space
死亡冠	corona mortis

危险三角（doom 三角）	doom triangle
疼痛三角	pain triangle
对侧隐匿性疝	contralateral occult hernia
复合疝	compound hernia
股疝	femoral hernia
闭孔疝	closed hernia
肌耻骨孔（fruchaud 孔）	myopectineal orifice
腹横筋膜	transversalis fascia
输精管	vas deferens
精索血管	spermatic vessels
耻骨结节	pubis tubercle
髂耻束	iliac shames
髂外血管	external iliac vessel
内环口	internal ring
直疝三角（hesselbach 三角）	hesselbach's triangle
巨大补片加强内脏囊手术（stoppa 手术）	giant Prosthetic Reinforcement of the Visceral Sac, GPRVS
耻骨上疝	suprapubic hernia
先天性疝	congenital hernia
后天性疝	acquired hernia
假疝囊	false hernia sac
血清肿	serum swelling
补片感染	patch infection
陷窝韧带	laugier
耻骨梳韧带	combed ligaments of pubic symphysis
经腹腹膜前腹股沟疝成形术	transabdominal preperitoneal hernioplasty TAPP
难复性疝	refractory hernia
滑动疝	gliding hernia
精索内筋膜	fascia of spermatic cord

专业词汇

精索腹壁化	parietalisation of spermatic cord
腔镜完全腹膜外腹股沟疝修补术	totally extraperitoneal laparoscopic hernioplasty TEP
腹腔镜腹股沟疝修补术	laparoscopic inguinal herniorrhaphy (LIHR)
刻意的训练	deliberate Practice
反馈	feedback

附一 中国腹股沟疝外科指南（2014年版）

成人腹股沟疝诊疗指南（2014年版）

中华医学会外科学分会疝和腹壁外科学组

中国医师协会外科医师分会疝和腹壁外科医师委员会

为提高我国疝和腹壁外科的诊疗水平，中华医学会外科学分会疝和腹壁外科学组与中国医师协会外科医师分会疝和腹壁外科医师委员会互相协作，从2013年着手准备，于2014年年初组织修订，反复讨论，最终完成《成人腹股沟疝诊疗指南（2014年版）》（以下简称为"指南"）。本"指南"的前身为《成人腹股沟疝诊疗指南（2012年版）》[1]，本次修订依据国内外近年有关学科的进展和我国的国情，增添了一些条款，还增加了"指南"中的部分附件（腹股沟疝的常规修补方法和腔镜修补方法），目的在于强调腹股沟疝外科治疗的专业化和规范化，进一步提高我国疝外科的治疗水平。

1 定义

腹股沟疝是指发生在腹股沟区域的腹外疝，即在腹股沟区域腹壁存在缺损，有突向体表的疝囊结构，腹腔内的器官或组织可通过先天的或后天形成的腹壁缺损进入疝囊。典型的腹股沟疝具有疝环、疝囊、疝内容物和疝被盖等结构。依据解剖学上的"肌耻骨孔"概念，腹股沟疝包括斜疝、直疝、股疝及较为罕见的股血管前、外侧疝等。

2 病因和病理生理

2.1 病因 （1）鞘状突未闭。是腹股沟疝发生的先天性因素。（2）腹腔内压力。腹内压和瞬间的腹内压变化是产生腹外疝的动力。（3）腹壁局部薄弱。各种引起腹股沟区域腹壁的组织胶原代谢或成分改变所致的腹壁薄弱与腹股沟疝的发病有关。（4）其他。遗传因素、长期吸烟、肥胖、下腹部低位切口等可能与腹股沟疝的发生有关。

2.2 病理生理 当腹腔内器官或组织进入疝囊后，由于疝环的存在，可压迫疝内容物，形成嵌顿疝。若为肠管时，可造成肠管的机械性梗阻而产生一系列临床表现和病理生理变化。

随着受压时间延长，肠管出现水肿、渗出和被嵌顿肠管发生血运障碍，若未及时治疗，可导致疝内容物坏死，穿孔，产生严重的腹膜炎，甚至危及生命。

3 分类与分型

对腹股沟疝进行分类与分型的目的包括：（1）准确的描述病情；（2）选择适宜的治疗方案；（3）比较及评价不同方法的治疗效果。

3.1 分类

3.1.1 按疝发生的解剖部位分类腹股沟疝可分为斜疝、直疝、股疝、复合疝等。（1）斜疝：自内环进入腹股沟管的疝。（2）直疝：自直疝三角突起的疝。（3）股疝：经股环进入股管的疝。（4）复合疝：同时存在以上两种或两种以上类型的疝。（5）股血管周围疝：位于股血管前或外侧的疝，临床上较为罕见。

3.1.2 按疝内容物进入疝囊的状况分类可分为：（1）易复性疝。疝常在站立或活动时出现，平卧休息后或用手推送后可回纳腹腔。（2）难复性疝。疝不能完全回纳，但疝内容物未发生器质性病理改变。滑动性疝属难复性疝的一种类型，因其有部分疝囊是由腹腔内脏（如盲肠）所构成。（3）嵌顿性疝。疝内容物在疝环处受压，不能还纳，可有某些临床症状（如，腹痛和消化道梗阻的表现）但尚未发生血运障碍。（4）绞窄性疝。嵌顿疝病程的延续，疝内容物出现了血运障碍，若不及时处理可发生严重的并发症，甚至因肠穿孔、腹膜炎而危及生命。

3.1.3 特殊类型的疝 由于进入疝囊的内容物相对特殊，对疾病的发展和治疗有一定的影响，包括：（1）Richter疝。嵌顿的内容物仅为部分肠壁，即使出现嵌顿或发生了绞窄，但临床上可无肠梗阻的表现。（2）Littre疝。嵌顿的疝内容物是小肠憩室（通常为Meckel憩室）。此类疝亦易发生绞窄。（3）Maydl疝。一种逆行性嵌顿疝，两个或更多的肠袢进入疝囊，其间的肠袢仍位于腹腔，形如"W"状，位于疝囊内的肠袢血运可以正常，但腹腔内的肠袢可能有坏死，需要全面的检查。（4）Amyand疝[2]。疝内容物为阑尾，因阑尾常可并发炎症、坏死和化脓而影响修补。

3.2. 分型 是在疝分类的基础上对疝病情做更为细致的划分。目前国内外已有10余种腹股沟疝的分型，其标准是否恰当，仍缺乏临床证据。所以，现有的分型系统仍不完善，而且有一定的主观色彩。现阶段仍在使用的有CHARTS、Nyhus、Bendavid、Stoppa、EHS等分型系统[3-4]。本次修订中认为：现有的分型系统可以参照，但不作为标准推荐。

4 诊断和鉴别诊断

4.1 诊断 典型的腹股沟疝可依据病史、症状和体格检查确立诊断[5-6]。诊断不明确或有困难时可辅助B超、MRI或CT等影像学检查，帮助建立诊断。影像学中的疝囊重建技术常可对腹股沟疝做出明确诊断[7]。

4.2 鉴别诊断 推荐在作出腹股沟疝诊断时，还应常规进行鉴别诊断，全面考虑，防止发生对非疝病人进行疝的手术[8]。

4.2.1 对腹股沟区存在包块时需要鉴别的疾病包括肿大的淋巴结、动（静）脉瘤、软组织肿瘤、脓肿、异位睾丸、圆韧带囊肿、子宫内膜异位症等。

4.2.2 对局部有疼痛不适症状时需要鉴别的疾病包括内收肌肌腱炎、耻骨骨膜炎、髋关节炎、髂耻滑囊炎、辐射性腰痛、子宫内膜异位症等。

5 治疗

临床上几乎所有的腹股沟疝均为行外科手术治疗而获得痊愈。目前国内医疗市场上仍存在某些非手术治疗方法，如"疝的局部注射"等，既不符合科学原理，又可能给病人带来一系列并发症，应予以摒弃。就手术方式和方法而言，外科医师应根据病人的情况及自身所掌握的技能进行选择。

5.1 治疗原则和手术指征 （1）无症状的腹股沟疝，依据循证医学的证据，可随诊观察，也可择期手术治疗[9-10]。若为股疝（因发生嵌顿和绞窄概率较高或近期发现疝囊增大明显者，推荐及时进行手术治疗）。对因年老体弱等原因不能耐受手术者，也可选择疝托进行保守治疗。（2）有症状的腹股沟疝，应择期手术。（3）嵌顿性及绞窄性疝应行急诊手术。（4）对于复发疝行手术治疗时，应避开前次手术创伤所造成的解剖困难，这是需要考虑的选择（如前次手术为常规开放手术，复发后再次手术采用后入或腹腔镜手术修补）。另外，医生的资质和经验也是复发疝治疗时需要考虑的又一因素。

5.2 手术禁忌证和注意事项 （1）非急诊的腹股沟疝属无菌手术，因此，凡手术区域存在感染病灶者应视为手术禁忌证。（2）相对禁忌证及注意事项：存在引起腹内压增高因素者，如严重腹水、前列腺肥大、便秘和慢性咳嗽等，术前需要行相应的处理，以减少术后早期复发及其他并发症的发生。（3）对腹壁缺损巨大和疝囊腔巨大病人，推荐采用多学科治疗模式。请整形科、呼吸科及重症监护科等多学科会诊，共同参与、制订手术方案，预防腹腔间室综合征（abdominal compartment syndrome，ACS）的发生。（4）手术风险评估，推荐使用美国麻醉医师协会（ASA）手术风险评估标准[11]。

5.3 手术医生资质和培训 （1）常规的腹股沟疝修补手术不是"简单的小手术"，手术医生需要取得行医执照、完成住院医师培训和相应的手术培训。（2）开展腹腔镜疝修补手术的医师还需要在上述基础上，另外再完成相应的腹腔镜技能培训并通过考核。（3）疝和腹壁外科医师培训应在具有相应资质的培训中心完成（按中华医学会或中国医师协会的相关规定）。

5.4 腹股沟疝修补材料使用修补材料进行无张力疝修补是目前外科治疗的主要方法。证据医学表明，使用修补材料的手术可减轻病人术后疼痛，缩短恢复时间，降低疝复发率[12-13]。

疝修补材料分为可吸收材料、部分可吸收材料和不吸收材料等多种。修补材料的植入需严格执行无菌原则。对嵌顿疝行急诊手术不推荐使用材料，对有污染可能的手术，不推荐使用不吸收材料进行修补。

5.5 手术操作方法腹股沟疝手术治疗可分为常规手术和腹腔镜手术。

5.5.1 常规手术可进一步分为组织对组织的张力缝合修补（也称之为经典手术），如 Bassini、Shouldice 等术式和使用疝修补材料的无张力疝修补手术。无张力疝修补术有加强腹股沟后壁的，如单纯平片修补（Lichtenstein、Trabucco 等）术式和网塞－平片修补（如 Rutkow、Millikan 等）术式，以及针对"肌耻骨孔"的腹膜前间隙的无张力疝修补，如 Kugel、Gilbert、Stoppa 等修补术式。

5.5.2 腹腔镜腹股沟疝修补依据手术路径和原理分为：（1）经腹膜外路径的修补（TEP）。因不进入腹膜腔，对腹腔内器官干扰较轻是其优点[14-15]。（2）经腹腔的腹膜前修补（TAPP）。因进入腹腔，更易发现双侧疝、复合疝和隐匿疝。对于嵌顿疝及疝内容物不易还纳的病例，也便于观察与处理[14-15]。（3）腹腔内的补片修补（IPOM）。在以上两种方法实施有困难时使用，暂不推荐作为腹腔镜手术的首选方法[16]。行该方法修补时，修补材料须用具有防粘连作用的材料。

5.6 围手术期处理

5.6.1 一般处理 （1）术前除常规的术前检查外，对老年病人还需了解并检查心、肺、肾功能和血糖水平。（2）伴有慢性内科疾病的老年病人，应该在手术前对其危险性加以评估，尤其对呼吸和循环系统疾病人，需治疗和处理后再进行手术。

5.6.2 关于抗生素的使用腹股沟疝手术是否常规预防性应用抗生素目前尚有争论[17]。有证据表明，对高危人群预防性应用抗生素可降低感染发生率[18]。（1）高危因素包括：高龄、糖尿病、肥胖、消瘦、多次复发疝、化疗或放疗后和其他免疫功能低下状况等。（2）关于预防性抗生素应用时机，推荐在切开皮肤前30分钟至1小时开始静脉给药。

5.7 并发症

5.7.1 早期并发症包括手术部位的血肿和血清肿、阴囊血肿、阴囊积液、膀胱损伤、输精管损伤、尿潴留、早期伤口疼痛、切口感染伤等。

5.7.2 晚期并发症包括慢性疼痛、精索和睾丸并发症（缺血性睾丸炎，睾丸萎缩等）、迟发性补片感染、补片移位等。

5.7.3 复发目前现有的各种手术方法治疗腹股沟疝仍有复发的可能，总体手术复发率在1%～3%。疝复发的原因可归纳为手术操作和病人自身两个方面，如手术中疝囊分离不彻底，补片固定不妥当，术后血肿、感染等均为复发的因素；病人有胶原代谢障碍、慢性代谢性疾病以及腹压增高等也是复发的因素。

6 版本与更新

本"指南"在2014年完成和发布，故称之为《成人腹股沟疝的诊疗规范（2014年版）》。今后随着医学进步和临床证据的累积与更新，我们还将定期对"指南"进行讨论、修订和更新。

（《常规腹股沟疝修补方法》及《腔镜下腹股沟疝修补方法》详见另文）

参与《成人腹股沟疝诊疗指南（2014年版）》编写及讨论人员（排名不分先后）：唐健雄、李健文、李基业、黄鹤光、顾岩、陈杰、陈思梦、陈革、周建平、田文、克力木·阿不都热依木、路夷平、谭敏、石玉龙、王小强、赵渝、雷文章、杜晓宏、刘昶、牟一平、杨福全、沈倩云、翁山耕、武彪、马颂章、杨斌、陈双。

参 考 文 献

[1] 中华医学会外科学分会疝和腹壁外科学组. 成人腹股沟疝诊疗指南 [J]. 中国实用外科杂志, 2012, 32 (10): 833-835.

[2] Inan I, Myers P O, Hagen M E, et al. Amyand's hernia: 10 years' experience [J]. Surgeon, 2009, 7 (4): 198-202.

[3] Miserez M1, Alexandre J H, Campanelli G, et al. The European hernia society groin hernia classification: simple and easy to remember [J]. Hernia, 2007, 11 (2): 113-116.

[4] Nyhus L M. Classification of groin hernia: milestones [J]. Hernia, 2004, 8 (2): 87-88.

[5] van den Berg J C, de Valois J C, Go P M, et al. Detection of groin hernia with physical examination, ultrasound, and MRI compared with laparoscopic findings [J]. Invest Radiol, 1999, 34 (12): 739-743.

[6] Kraft B M, Kolb H, Kuckuk B, et al. Diagnosis and classification of inguinal hernias [J]. Surg Endosc, 2003, 17 (12): 2021-2024.

[7] Hureibi K A, McLatchie G R, Kidambi A V, et al. Is herniography useful and safe? [J]. Eur J Radiol, 2011, 80 (2): 86-90.

[8] Simons M P, Aufenacker T, Bay-Nielsen M, et al. European Hernia Society guidelines on the treatment of inguinal hernia in adult patients [J]. Hernia, 2009, 13 (4): 343-403.

[9] Fitzgibbons R J, Jr1, Giobbie-Hurder A, Gibbs J O, et al. Watchful waiting vs repair of inguinal hernia in minimally symptomatic men: a randomized clinical trial [J]. JAMA, 2006, 295 (3): 285-292.

[10] O'Dwyer P J, Norrie J, Alani A, et al. Observation or operation for patients with an asymptomatic inguinal hernia: a randomized clinical trial [J]. Ann Surg, 2006, 244 (2): 167-173.

[11] Wolters U, Wolf T, Stutzer H, et al. ASA classification and perioperative variables as predictors of postoperative outcome [J]. Br J Anaesth, 1996, 77

(2): 217-222.

[12] McCormack K, Graham P, Go PM, et al. Open mesh versus non-mesh for repair of femoral and inguinal hernia [J]. Cochrane Database Syst Rev, 2002, 4. CD002197.

[13] Van Veen R N, Wijsmuller A R, Vrijland W W, et al. Long-term follow-up of a randomized clinical trial of non-mesh versus mesh repair of primary inguinal hernia [J]. Br J Surg, 2007, 94 (4): 506-510.

[14] Bittner R, Arregui M E, Bisgaard T, et al. Guidelines for laparoscopic (TAPP) and endoscopic (TEP) treatment of inguinal Hernia [International Endohernia Society (IEHS)] [J]. Surg Endosc, 2011, 25 (9): 2773-2843.

[15] 中华医学会外科分会腹腔镜与内镜外科学组, 中华医学会外科分会疝与腹壁外科学组, 大中华腔镜疝外科学院. 腹股沟疝腹腔镜手术规范化操作指南 [J]. 中国实用外科杂志, 2013, 33 (7): 566-570.

[16] Jonathan Carter, Quan-Yang Duh. Laparoscopic Repair of Inguinal Hernias [J]. World J Surg, 2011, 35 (7): 1519-1525.

[17] Sanchez-Manuel F J, Lozano-Garcia J, Seco-Gil J L. Antibiotic prophylaxis for hernia repair [J]. Cochrane Database Syst Rev, 2012, 2: CD00376.

[18] Mazaki T1, Mado K, Masuda H, et al. Antibiotic prophylaxis for the prevention of surgical site infection after tension-free hernia repair: a Bayesian and frequentist meta-analysis [J]. J Am Coll Surg, 2013, 217 (5): 788-801.

附二 腹股沟疝病例书写格式

中山大学附属第六医院胃肠、疝和腹壁外科腹股沟疝病历记录

住院号：		疼痛程度		包块肿物范围	
姓名：		左	右	左	右
出生年月：		□ 轻微 □		□ 腹股沟管 □	
详细地址：		□ 中等 □		□ 皮下环附近 □	
		□ 严重 □		□ 进入阴囊 □	
邮政编码： 电话：		平卧后疝块还纳情况		还纳疝块后按压内环	
身份证号码：		左	右	左	右
医院： 中山六院胃肠、疝和腹壁外科 其他		□ 容易 □		□ 无疝块突出 □	
		□ 较难 □		□ 有疝块突出 □	
保险种类：		□ 不能还纳 □		是否为复发	
个人险		职业特点：		左	右
□社会保险		□ 1.劳务活动		□ 否 □	
□自费		□ 2.体力劳动		□ 第1次复发 □	
□其他		□ 3.退休		□ 第2次复发 □	
		□ 4.久坐、办公室		□ 2次以上复发 □	
病人情况	吸烟：	□ 5.自由职业		复发疝	
ASA评估：	□<10支/天	□ 6.其他		□ 术后1年以内	
□1.普通	□>10支/天	他相关信息：		□ 术后2年以上	
□2.合并轻微系统疾病	□无	B超：		股疝	
□3.严重器官疾病	腹股沟包块时间：	CT：		左	右
并活动受限	左 右	MRI：		□ □	
□4.严重器官功能不全	□ <半年 □	ECG：			
并危及生命	□ 1年 □				
□5.急诊病人	□ 2年 □				
□6.24小时内可能死亡	□ >2年 □				

其他相关情况

T: ℃；P: 次/分；R: 次/分；BP: / mmHg；体重： kg；肥胖：□①是；②否

腹部：腹膜刺激征□①是；②无； 肠鸣音：□①存在；②消失；

既往史：糖尿病：□①是；②否， 年；前列腺肥大：□①是；②否， 年

　　　　冠心病：□①是；②否， 年；高血压病：□①是；②否， 年；肝硬化、腹水征：□①是；②否， 年

　　　　其他：

记录医生：（签名）

中山大学附属第六医院胃肠、疝和腹壁外科腹股沟疝手术记录

姓名：	入院日期：
出生年月：	手术日期：
详细地址：	手术时间：

手术方式

开放修补			术中中转为开放修补：□		
左		右	腹腔镜修补术：		
			左		右
□	Lichtenstein 修补	□			
□	后进路腹膜外修补	□	□	腹腔镜 TAPP 修补	□
□	Bassini 修补术	□	□	腹腔镜 TEP 修补	□
□	McVay 修补术	□	□	腹腔镜疝囊高位结扎	□
□	疝囊高位结扎	□	□	腹腔镜 IPOM 修补	□
□	单侧 Stoppa 修补术	□	□	其他	□
□	其他	□			

术中所见疝类型

斜疝			直疝		
左		右	左		右
□	1 型.内环口基本正常	□	□	4 型（小）	□
□	2 型.内环口中度扩张≤4 cm	□	□	5 型（小）	□
□	3 型.内环≥4 cm 侵及腹股沟管底	□	□	6 型（大）	□

复合疝（裤型疝）		
左		右
□	7 型	□

滑疝		股疝	
左	右	左	右
□	□	□	□

其他相关资料

缝合材料：	手术医生：
补片类型： 补片大小：	一助：
是否为随机对照病人：□	二助：
①是；②否	麻醉师：
麻醉方式：□	洗手护士：
①全麻（气静）；②硬外或腰麻；③局麻；④其他	巡回护士：
出血量： mL	
尿量： mL	
记录医生：（签名）	